1 呼吸器の解剖と機能

呼吸器の全体像／気管支・肺胞／肺血管系／呼吸筋

2 症状とその対処法

呼吸困難／胸痛／咳・喀痰・血痰／チアノーゼ／胸水

3 検査と看護のポイント

胸部X線検査／胸部CT検査／心電図検査／呼吸機能検査／気管支内視鏡検査／CTガイド下生検／喀痰検査／血液・尿検査／動脈血液ガス分析／パルスオキシメータ／カプノメータ

4 治療と看護のポイント

外科的治療／化学療法／放射線治療／薬物療法／酸素療法／非侵襲的陽圧換気／呼吸リハビリテーション／人工呼吸器／栄養療法／胸腔ドレーン

5 疾患と看護のポイント

腫瘍／慢性閉塞性肺疾患／感染症／特発性間質性肺炎／アレルギー性疾患／気胸／びまん性汎細気管支炎／気管支拡張症／肺血栓塞栓症／急性呼吸窮迫症候群／過換気症候群／睡眠時無呼吸低呼吸症候群／じん肺症／放射線肺臓炎

付録

英語・略語／エキスパート情報／聴診のコツと表現／間違いやすい薬剤例／禁煙支援／救急蘇生法／皮下注射／静脈採血

Pocket Navi

呼吸器看護ポケットナビ

中山書店

■監修
近藤達也　（国立国際医療センター戸山病院名誉院長）
森山節子　（国立国際医療センター戸山病院前看護部長）

■編集
吉澤篤人　（国立国際医療センター国府台病院呼吸器内科医長
　　　　　　同センター戸山病院元病棟医長）
穴沢小百合（国立国際医療センター戸山病院副看護部長）

■編集協力
仲　　剛　（国立国際医療センター戸山病院　呼吸器科医師）
小田ゆみ子（国立国際医療センター戸山病院12階北病棟看護師長）
國本美奈　（国立国際医療センター戸山病院12階南病棟看護師長）

■執筆者（50音順）

■医師
石井　聡（国立国際医療センター戸山病院呼吸器科）
泉　信有（国立国際医療センター国際疾病センター・戸山病院呼吸器科）
伊藤秀幸（国立国際医療センター戸山病院呼吸器外科）
桑田裕美（国立国際医療センター戸山病院呼吸器外科）
篠原有香（元国立国際医療センター戸山病院呼吸器科）
鈴木　学（元国立国際医療センター戸山病院呼吸器科）
清家彩子（国立国際医療センター戸山病院呼吸器外科）
髙﨑　仁（国立国際医療センター戸山病院呼吸器科）
仲　　剛（国立国際医療センター戸山病院呼吸器科）
長阪　智（国立国際医療センター戸山病院呼吸器外科）
深山素子（元国立国際医療センター戸山病院呼吸器外科）
藤谷順子（国立国際医療センター戸山病院リハビリテーション科）
吉澤篤人（国立国際医療センター国府台病院呼吸器内科）

■看護師
石塚ミキ　　　上原理香　　　小田ゆみ子　　　加藤　文
國本美奈　　　助川恵美子　　田澤眞由美　　　中川　愛
宮田恵美　　　山本法子
（国立国際医療センター戸山病院）

■薬剤師
丸谷晶美（国立国際医療センター戸山病院薬剤部）

薬剤の使用に際しては，添付文書を参照のうえ，十分に配慮してご使用下さいますようお願いいたします．

監修のことば

　臨床における学問とは実践的にすぐに役立つ実学でなければならない．この「ポケットナビ」シリーズには，臨床現場ですぐに自信をもって医療・看護を行うための知識が集約されている．臨床現場では多くの患者を実際に観て触れて聴いてそれを正しく判断し，さらに学問として理解して身につけていかなければならないが，その折には正しい指導が必要である．優秀な上司や先輩，また同僚が日夜にわたり知識の整理を促してくれるが，このようなわかりやすい指導書は必須である．

　国立国際医療センター呼吸器科は，呼吸器一般から肺癌などの悪性腫瘍，喘息などのアレルギー疾患，さらには結核，エイズなどの疾患から新興・再興感染症の最前線に及ぶ治療を担っており，数多くの呼吸器疾患を幅広く扱う日本有数の施設である．ここでの日常の診療は医師，看護師が一体になったチーム医療が行われ，極めて精度の高い医療体制が組まれている．本書の編者である吉澤篤人呼吸器内科医長，穴沢小百合副看護部長はともに臨床のエキスパートであると同時に，日常的には初期，後期研修医教育や国立看護大学校の教育の一線に立っており，腕の良い予備校教師を思わせる存在でもある．

　この「呼吸器看護ポケットナビ」は，ページをめくった瞬間からわかりやすいキーワード，簡明な解説，見やすい図版や表などが適切に配列され，一目，一読で知りたいことが整理されて頭に入るように工夫されていることがわかる．折々の時に参考になることは間違いないが，何もない時にも読んでみたくなるような本でもある．医師，看護師のみならず，すべての医療に携わる人々にとっても本当の座右の書となることであろう．

2008年6月

近藤達也

序　文

　痰の喀出困難に伴う急激なSaO2の低下，終末期の下顎呼吸，喘息のヒュー音，呼吸困難に伴う不安の訴え．このような場面に日々直面しているわたしたちは，呼吸が人間の生命維持に不可欠であること，呼吸器看護が全人的なケアを要することを実感しています．例えば，喀痰困難時の患者が生命の危機に直面しているとき，呼吸器看護のスペシャリストは，痰喀出を促進する技術を有しているため，患者の苦痛を取り除いていくことができるのです．呼吸を整える援助がいかに大切か，わたしたち看護師の役割がいかに重要かを再認識する瞬間です．

　看護師が自律（立）的に看護実践を展開していくことができるまでには，臨床場面を分析し，判断し，行動する経験を積み重ねていくことが必要なのだと思います．しかも日進月歩する医療に対応し，注意すべきことや観察項目を抽出して，安全・安楽な看護提供ができるためには，看護師として意識的に努力しなければなりません．呼吸器看護の実践に入った当初は疑問や戸惑いを多く感じることと思います．けれども，それらの疑問や戸惑いが学習のチャンスであり，呼吸器看護を深めていくきっかけになると考えています．また，呼吸器看護はどの領域の看護とも深く関連しています．よって，現在，呼吸器看護に直接携わっていない看護師であっても，呼吸器看護を学ぶ意義は大きいと思います．

　本書には，呼吸器看護の現場で，すぐに求められる専門の臨床知識を盛り込むようにしました．けれども，看護を展開するためにはその知識を活用し，根拠に基づき，看護師としての臨床判断をすることが必要です．そこで，単に呼吸器看護の専門的な臨床知識を示すだけでなく，「なぜ？」と立ち止まって考える必要のある内容を大切にして記述しました．実践場面で「なぜかな」とか「ほんとうにこれでいいのかな」と思ったときに，確認できるように白衣のポケットに入れてご活用いただけると幸いです．

2008年6月

穴沢小百合

CONTENTS

執筆者一覧 ii
監修のことば iii
序文 iv

1. 呼吸器の解剖と機能
- 呼吸器の全体像 2
- 気管支・肺胞 4
- 肺血管系 7
- 呼吸筋 9

2. 症状とその対処法
- 呼吸困難 12
- 胸痛 15
- 咳・喀痰・血痰 18
- チアノーゼ 21
- 胸水 23

3. 検査と看護のポイント
- 胸部X線検査 26
- 胸部CT検査 30
- 心電図検査 34
- 呼吸機能検査 37
- 気管支内視鏡検査 41
- CTガイド下生検 45
- 喀痰検査 48
- 血液・尿検査 52

- 動脈血液ガス分析……………………………… 54
- パルスオキシメータ…………………………… 58
- カプノメータ…………………………………… 62

4. 治療と看護のポイント

- 外科的治療……………………………………… 66
  - 開胸術………………………………………… 66
  - 胸腔鏡・縦隔鏡……………………………… 67
- 気管支動脈塞栓術……………………………… 70
- 化学療法………………………………………… 71
- 放射線治療……………………………………… 76
- 薬物療法………………………………………… 79
- 酸素療法………………………………………… 85
- 非侵襲的陽圧換気……………………………… 89
- 呼吸リハビリテーション……………………… 92
- 人工呼吸器……………………………………… 100
- 栄養療法………………………………………… 105
- 胸腔ドレーン…………………………………… 110

5. 疾患と看護のポイント

- 腫瘍……………………………………………… 118
  - 肺癌…………………………………………… 118
  - 悪性胸膜中皮腫……………………………… 122
- 慢性閉塞性肺疾患……………………………… 126
- 感染症…………………………………………… 130
  - 肺炎…………………………………………… 130
  - 誤嚥性肺炎…………………………………… 134
  - 膿胸…………………………………………… 138

- ●結核，非結核性抗酸菌症……………………… 142
  - ●肺真菌症（肺アスペルギルス症）…………… 146
  - ●インフルエンザ………………………………… 150
- ●特発性間質性肺炎………………………………… 154
- ●アレルギー性疾患………………………………… 158
  - ●気管支喘息……………………………………… 158
- ●気胸………………………………………………… 162
- ●びまん性汎細気管支炎…………………………… 164
- ●気管支拡張症……………………………………… 168
- ●肺血栓塞栓症……………………………………… 172
- ●急性呼吸窮迫症候群……………………………… 176
- ●過換気症候群……………………………………… 180
- ●睡眠時無呼吸低呼吸症候群……………………… 184
- ●じん肺症…………………………………………… 188
- ●放射線肺臓炎……………………………………… 190

付　録

英語・略語……………………………………………… 194
エキスパート情報……………………………………… 202
聴診のコツと表現……………………………………… 203
間違いやすい薬剤例…………………………………… 204
禁煙支援………………………………………………… 205
救急蘇生法……………………………………………… 208
皮下注射………………………………………………… 210
静脈採血………………………………………………… 211

索引……………………………………………………… 215

1 呼吸器の解剖と機能

- 呼吸器の全体像
- 気管支・肺胞
- 肺血管系
- 呼吸筋

呼吸器の全体像

- ヒトは生きるために空気中の酸素を体内に取り入れ，体内から不要な二酸化炭素を空気中に排泄する必要がある．肺はこのガス交換を行う臓器である．
- 空気は鼻や口から，咽頭，喉頭，気管，気管支，細気管支を経て肺胞へ到達する．
- ガス交換は呼吸細気管支より末梢で行われる（**図1**）．

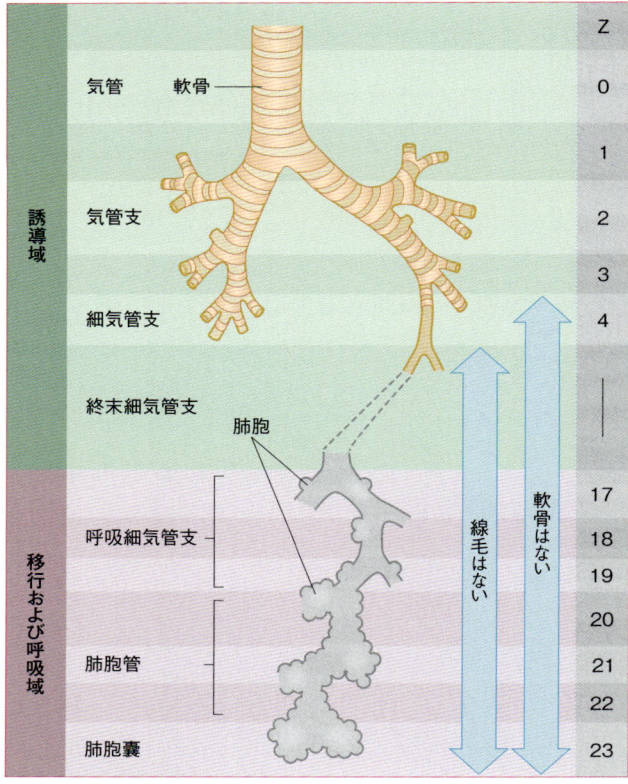

■図1 気管〜肺胞嚢の区分
Z：気道分岐次元．

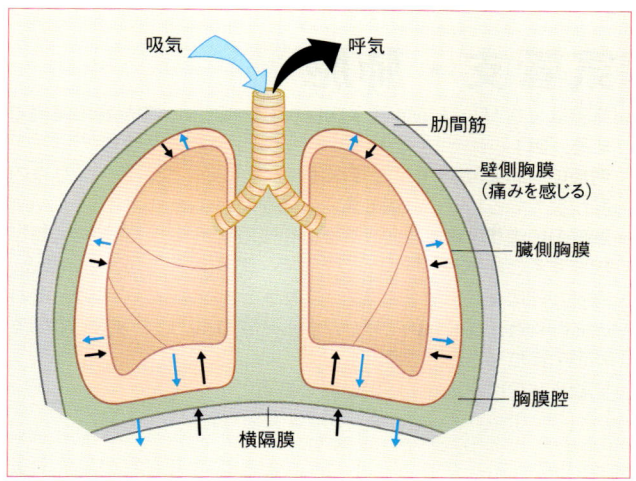

図中ラベル: 吸気、呼気、肋間筋、壁側胸膜（痛みを感じる）、臓側胸膜、胸膜腔、横隔膜

■図2 呼吸は呼吸筋による受動運動である

- ガス交換を効率よく行うためには，空気と接触する面積が広い必要があるため，肺胞は70〜100m²という都心では贅沢なマンションサイズで，テニスコート並みの広さがある．
- ヒトでは，肺は消化管の次に大きな臓器である．
- 肺そのものに膨らむ力はない．安静時は呼吸筋の横隔膜や肋間筋など吸気にかかわる筋肉（p.9参照）の働きで胸郭が広がり，肺は受動的に引っ張られて膨張し，その後反跳（膨らんだ後自然に戻ろうとする力）して縮小する（**図2**）．
- したがって，呼吸に伴って痛みがある場合は，肺は膨張せずガス交換量は低下することになる．
- ちなみに気管支粘膜や肺そのものは痛みを感じない．その証拠に気管支鏡で気道粘膜や肺を生検をする際，鉗子で気道粘膜や肺を掴んでも患者は痛みを訴えない．
- 壁側胸膜は痛みを感じる．したがって，肺炎の患者が大きく息を吸い込んだときに胸痛を感じる場合は，肺炎だけでなく胸膜炎にも陥っていることになる．

呼吸器の全体像

気管支・肺胞

- 気管は長さ10～12cmで,内径が11～26mmの筒状の臓器である(**図1**).
- 内径の50%が狭窄すると呼吸困難が生じる.つまり,かなり内腔が狭くならないと気管の病変に気がつかない.
- 頸部の気管が狭窄すると吸気性の呼吸困難が生じ,胸部の気管が狭窄すると呼気性の呼吸困難となる.このことを知っていると,患者が呼吸困難を訴えた場合,「吸うときが苦しいですか,それとも吐くときが苦しいですか?」とたずねることで狭窄している気道の部位が推測できる.
- 気管支喘息は呼気性の呼吸困難である.

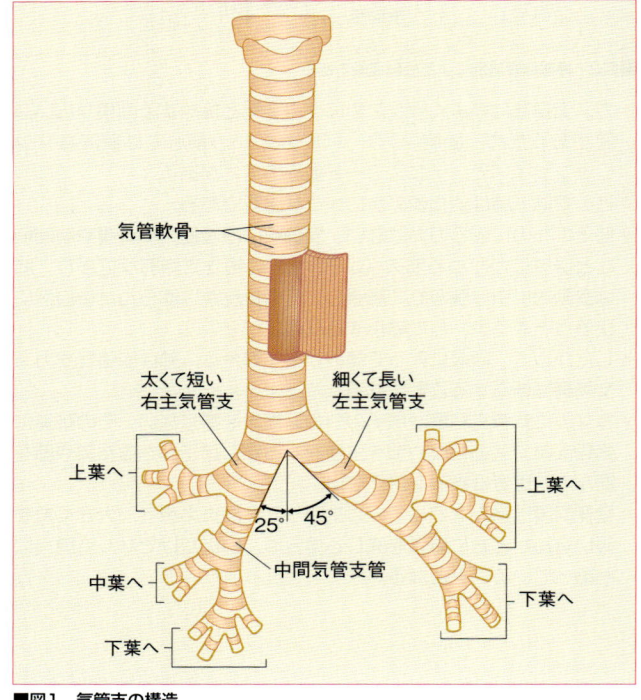

■図1 気管支の構造

- 吸気性の呼吸困難は喉頭の浮腫や頸部気管の狭窄が疑われるため，耳鼻咽喉科医師の診察が必要となる．緊急性を要することもある．
- 気管の前には甲状腺があり，後ろには食道がある．
- 気管の軟骨は食道に接している後ろ1/3は欠如しており，C型すなわち馬蹄型をしている（**図2**）．細気管支より末梢には軟骨がないので，虚脱しやすい（つぶれやすい）．
- 気管は第4〜5胸椎の高さで左右の「主気管支」に分かれる．
- 右の主気管支は左の主気管支に比べ，太くて短い．また，右は25°下向きに分枝しているのに対して左は45°とやや外向きに分枝している（**図1**）．
- 人工呼吸管理中の患者に対して盲目的に気管の分泌物を吸引する際，右側より左側が吸引しにくいのは，左の主気管支が細くて長く，外側に向かって分枝しているため，吸引チューブが入りにくいからである．
- 肺の大きさには左右差がある．心臓が左の肺の近くにあるため，左のほうが右よりやや小さい．右は上葉，中葉，下葉と3つの部分に分かれており10の区域があるが，左は上葉と下葉の2つに分かれ（中葉はない），8区域しかない（**表1**）．
- 手術が予定されている患者の看護では，あらかじめどの部位を切除するのかを理解しておくとよい．
- 主気管支は葉気管支から区域気管支，亜区域支となり，その後も分枝を繰り返しながら細気管支，終末細気管支，呼吸細気管支，肺胞管から肺胞へ至る（p.2，**図1**参照）．
- 呼吸細気管支から出現するブドウの房状に連なった肺胞の壁には

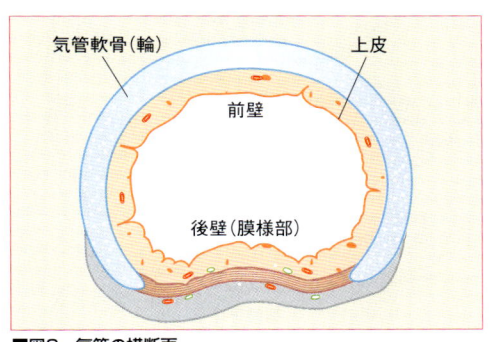

■図2 気管の横断面

毛細血管が張りめぐらされていて（**図3**），ここで酸素と二酸化炭素のガス交換が行われる．

■表1 肺区域

右側（10区域）		左側（8区域）	
上葉	S^1（肺尖） S^2（後方） S^3（前方）	上葉	上区: S^{1+2} S^3
中葉	S^4（外側） S^5（内側）		舌区: S^4上舌区 S^5下舌区
下葉	S^6（背側頭側寄り） S^7（縦隔側） S^8 S^9 S^{10}	下葉	S^6 S^8（前方部） S^9 S^{10} ※S^7なし

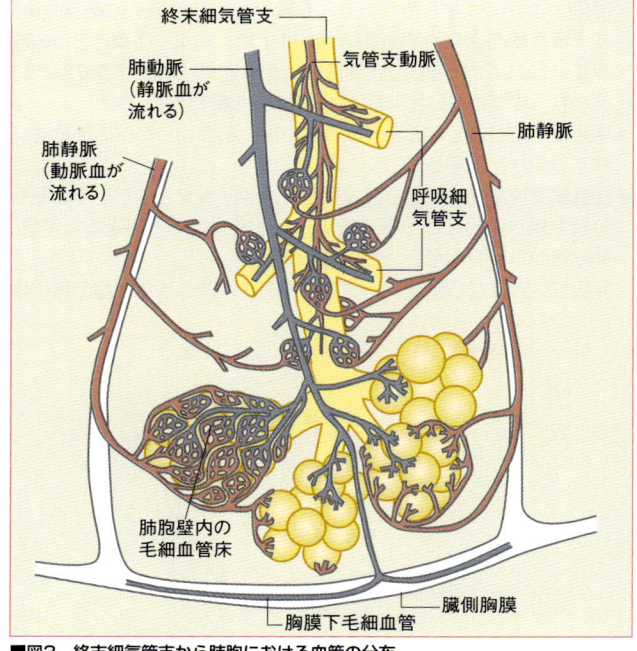

■図3 終末細気管支から肺胞における血管の分布

肺血管系

- ヒトの血液の循環は，心臓と肺を結ぶ肺循環と心臓を出て全臓器をめぐって戻ってくる体循環がある（**図1**）．
- 体循環の動脈には，肺で酸素をもらいうけた酸素分圧が高い血液が流れている．
- 全身をめぐって戻ってきた上下の大静脈の血液は，右心房から右心室に入り肺動脈を通って肺に流れ込み，ガス交換を行う．つまり，肺動脈には静脈血が流れている．
- 肺動脈は心臓を出て左右に分かれる．右肺動脈は気管分岐部の前面を横切って広がる．一方，左肺動脈は左主気管支を乗り越えて

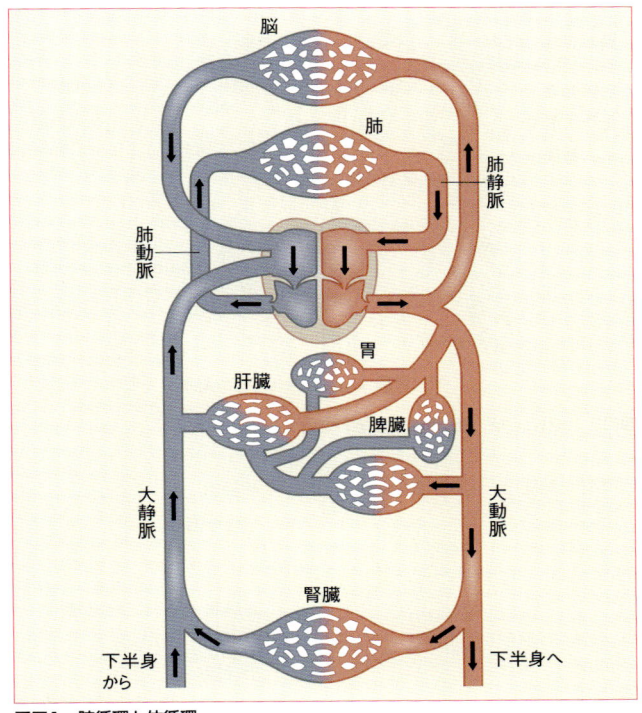

■図1　肺循環と体循環

広がる（**図2**）．
- 肺動脈は気管支と平行して走行している．一方，肺静脈は気管支とは離れて走行している（p.6，**図3**参照）．
- 肺動脈はガス交換を担うことから機能血管とよばれているが，肺にはそれ以外に気管支動静脈がある．これは肺そのものに酸素を供給していることから栄養血管とよばれている．
- 気管支動脈の多くは胸部の下行大動脈から分岐している（**図3**）．
- 喀血の多くは気管支動脈系に由来しているため，血管内圧が高い．したがって気管支動脈からの出血は，時として致命的となる．

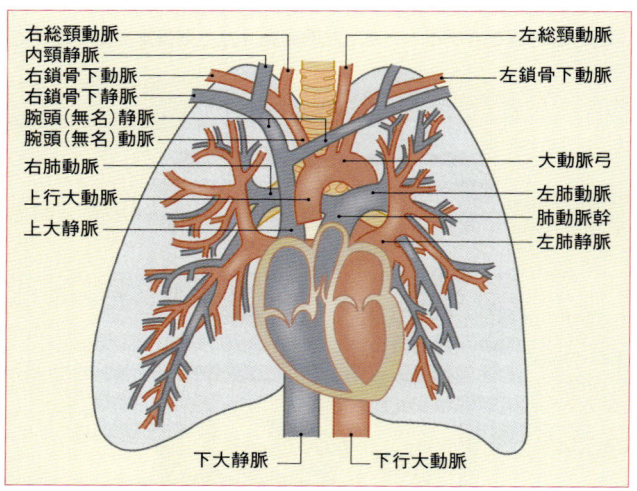

■図2　気管と心臓，肺動脈，肺静脈の位置

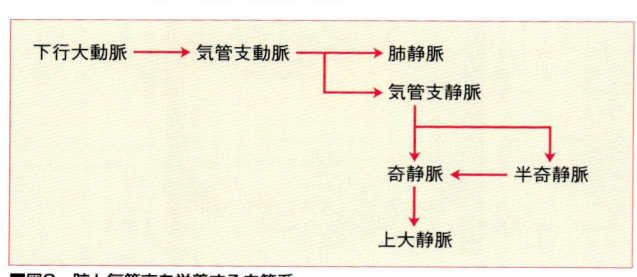

■図3　肺と気管支を栄養する血管系

呼吸筋

- 肺そのものには筋肉がない．したがって，肺は肺を取り巻く胸郭の伸び縮みによって，受動的に膨張したり収縮したりしている．
- 呼吸に関与する筋を（**図1**）に示す．
- 安静吸気で働く筋肉は横隔膜と外肋間筋である．
- 安静時吸気運動は主に横隔膜の収縮と弛緩によって営まれる．
- 横隔膜の収縮により横隔膜ドームが下降し，肺をふくらませ，吸気を発生させる．
- 横隔膜の面積は約270cm^{2}である．安静時に横隔膜が約1.5cm下降すると胸腔は縦に広がり，約400mL大きくなる．これによって肺が引き伸ばされて吸気が発生する．
- 単純に計算すると，1回換気量（500mL）の8割が横隔膜の働

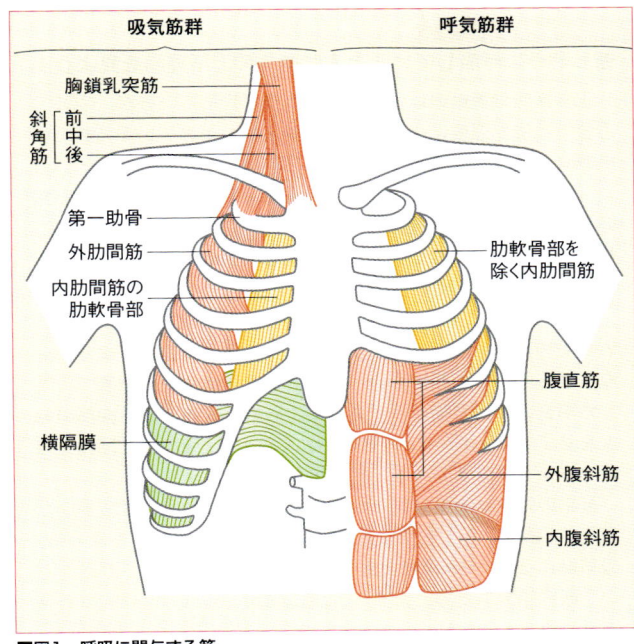

■図1　呼吸に関与する筋

- きによるものである.
- 外肋間筋は肋骨を挙上させ,胸腔を横に広げることで肺を膨張させるものである.
- 呼気は主として肺と胸郭の反跳の結果であるが,安静呼気では内肋間筋も働く.
- 努力呼吸時には,吸気には胸鎖乳突筋,前斜角筋,中斜角筋,後斜角筋が,呼気には内肋間筋,腹直筋,内腹斜筋,外腹斜筋,腹横筋といった呼吸補助筋が用いられる.
- 胸鎖乳突筋の動きは患者の頸部で観察できる.
- 慢性閉塞性肺疾患(COPD,p.126参照)の患者は,るいそうの進行と胸鎖乳突筋の異常な発達がしばしばみられる.

医師からのワンポイント

苦しそうに呼吸しているときは鎖骨の上下運動を見よう!

　正常な吸気運動のほとんどは横隔膜が行っているが,COPD患者では肺が過度に膨脹して横隔膜を押し下げているため,横隔膜はあまり動けない.代わりに胸鎖乳突筋や斜角筋といった「呼吸補助筋」が活躍して呼吸を助ける.胸鎖乳突筋と斜角筋は図1のように鎖骨と第一肋骨に付着している.したがって,呼吸補助筋を利用しているかどうかは吸気時に鎖骨が上がるかどうかを見るとすぐに判断できる.

　「肩で息をしている」という表現があるが,これはまさにこの呼吸補助筋を使うことが多いため,胸鎖乳突筋が発達して分厚くなっていることが多い.そのような患者が急性増悪で入院した場合は,体表面からでも簡単に観察できる胸鎖乳突筋の動きを見てもよいが,この筋肉が付いている鎖骨の上下運動を観察するほうが簡単である.呼吸数も簡単に数えられる.

　解剖の知識はあまり臨床の役に立たないと思う読者も多いだろうが,鎖骨から上を見るだけでわかることもある.ちなみに,吸気時に鎖骨が5mm以上上がる患者は重症のCOPDであるという研究結果もある.たまには鏡に向かって自分が呼吸する姿を見てみるとよい.

2 症状とその対処法

- 呼吸困難
- 胸痛
- 咳・喀痰・血痰
- チアノーゼ
- 胸水

呼吸困難

アルゴリズム

```
呼吸の有無, 意識レベルの確認
```

- 呼吸なし
- 意識レベル低下

- 呼吸困難
- 意識レベル低下

- 呼吸困難
- 意識レベル正常

直ちにドクターコール

呼吸数, 呼吸の深さ, 呼吸音, 随伴症状(胸痛, 喘鳴, 血痰, 浮腫)の観察, 発生様式の聴取

救急対応

医師へ報告

検査：胸部X線・CT・MRI, 血液ガス分析, 血液検査

- 気道浄化
- 安楽な体位

病態に応じた治療を開始

医師へ報告

酸素投与

経過観察

12 2 症状とその対処法

発生機序

- 呼吸困難は延髄にある呼吸中枢への機械的または化学的刺激によって発生する.
- 主な原因が6つある. ①脳幹で生じる呼吸運動出力強度による. ②血液ガス分圧異常. ③相対的酸素不足. ④呼吸機能障害. ⑤呼吸筋の張力の不均衡. ⑥精神的要因.

判断基準

- 呼吸困難の分類を**表1**に示す. 問診の際, 患者の訴えが呼吸困難を示すものか, 客観的に判断するために用いる.

■表1　呼吸困難の分類（Hugh-Jonesの分類）

分類	状態
Ⅰ度	同年齢の健常者と同様の労作ができ, 歩行, 階段の昇降も健常者なみにできる
Ⅱ度	同年齢の健常者と同様に歩行できるが, 坂道, 階段の昇降は健常者なみにできない
Ⅲ度	平地でさえ健常者なみには歩けないが, 自分のペースでなら1km以上歩ける
Ⅳ度	休みながらでなければ50m以上歩けない
Ⅴ度	会話, 着物の着脱にも息切れがする. 息切れのため外出できない

- 発生様式（**表2**）や随伴症状（**表3**）は原因により異なる.

■表2　呼吸困難の起こり方と疑われる疾患

呼吸困難の起こり方	疑われる疾患
急性・突然に発症	胸水, 自然気胸, 異物吸引, 心筋梗塞, 肺塞栓症
咳嗽, 喀痰の前駆症状を伴う	気管支喘息, 急性肺炎, 肺水腫, うっ血性心不全
夜間発作性	心疾患
春秋に好発, 夜中から明け方	気管支喘息
慢性に進行, 労作時息切れを伴う	肺気腫, 間質性肺炎

■表3　随伴症状に伴う呼吸困難と原因となる疾患

随伴症状	疾患
胸痛	心筋梗塞, 狭心症, 肺塞栓症, 自然気胸, 胸膜炎
喘鳴	気管支喘息, 肺気腫, びまん性汎細気管支炎, 異物ないし腫瘍による気道狭窄
血痰	気管支喘息, びまん性汎細気管支炎, 肺癌, うっ血性心不全, 肺塞栓症
浮腫	心不全, 肺性心

対処方法

1. **表2, 3を参考に呼吸困難の症状を観察し, 緊急性を判断する**
2. **気道浄化を行い, 換気が効果的に行われるようにする**

- 気道浄化の方法は, ①排痰, ②腹式呼吸, ③口すぼめ呼吸の3つがある.

対処方法

3. 呼吸量を増やすため，患者にとって安楽な体位をとらせる
- ファーラー位や座位などリラックスできる体位にする．座位では横隔膜が下がり，呼吸筋による呼吸が容易になる．また，ベッド上で座位をとる場合はオーバーテーブルを利用すると呼吸が安定する．
- 気道を確保する．意識障害のある患者では，枕をはずし，気道をまっすぐにする体位をとらせる．
- 窮屈な衣服，重い掛け布団は避ける．

4. 医師の指示による酸素の濃度，流量の管理・チェックを行う
- 酸素投与量は動脈血液ガス分析値により決められる．急激に高濃度・高流量の酸素投与を行うとCO_2の蓄積が助長されるため，低濃度・低流量から開始する．

5. 栄養状態，安静や休息の管理

6. 精神面へのケア
- 強い不安や死への恐怖からパニック状態に陥ると，さらに呼吸困難を増強させることになる．精神的な安静・安定が保てるように配慮する．

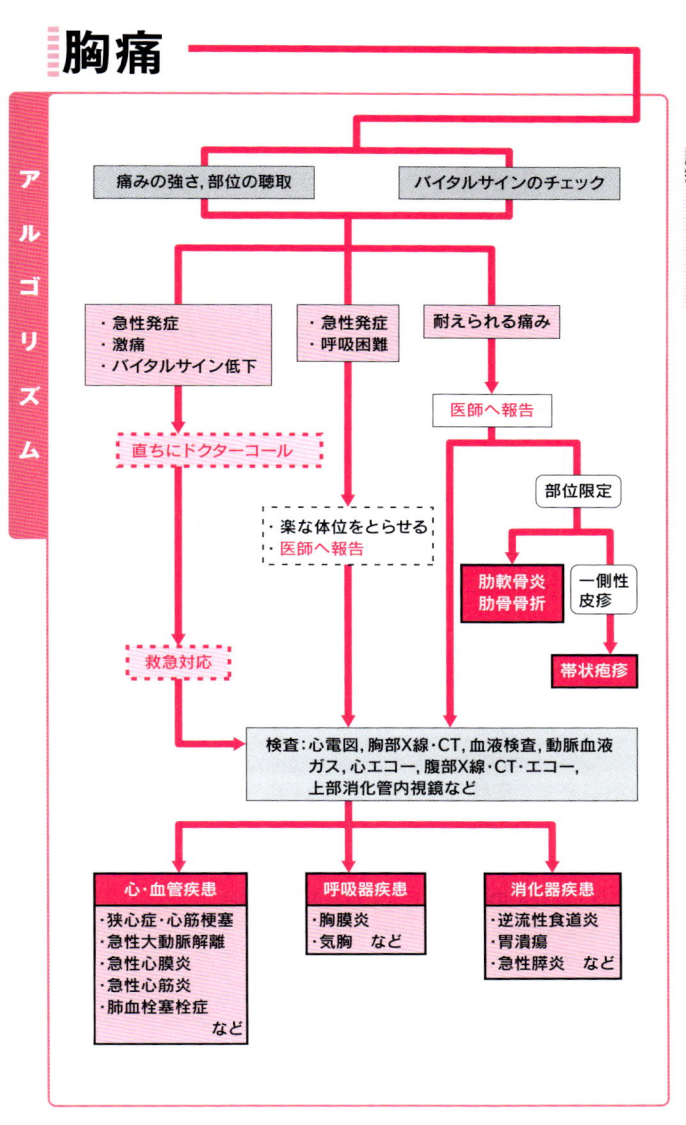

胸痛

アルゴリズム

胸痛

- 痛みの強さ, 部位の聴取
- バイタルサインのチェック

- ・急性発症
- ・激痛
- ・バイタルサイン低下

→ **直ちにドクターコール** → **救急対応**

- ・急性発症
- ・呼吸困難

→ ・楽な体位をとらせる
　・医師へ報告

- 耐えられる痛み

→ **医師へ報告**

- 部位限定
  - 肋軟骨炎 / 肋骨骨折
  - 一側性皮疹 → **帯状疱疹**

検査：心電図, 胸部X線・CT, 血液検査, 動脈血液ガス, 心エコー, 腹部X線・CT・エコー, 上部消化管内視鏡など

心・血管疾患
- 狭心症・心筋梗塞
- 急性大動脈解離
- 急性心膜炎
- 急性心筋炎
- 肺血栓塞栓症
など

呼吸器疾患
- 胸膜炎
- 気胸　など

消化器疾患
- 逆流性食道炎
- 胃潰瘍
- 急性膵炎　など

発生機序

- 胸痛の背景にはさまざまな器官に生じた原因疾患がある.
- 胸痛を起こす代表的な疾患を表1にまとめる.

■表1 胸痛を起こす代表的な疾患

器官	疾患名
心・血管系	虚血性心疾患（特に急性冠症候群）, 心膜炎・心筋炎, 弁膜症, 急性大動脈解離, バルサルバ洞破裂, 肺血栓塞栓症
肺・胸膜系	胸膜炎（肺炎, 膿胸, 結核性, 癌性, 肺血栓塞栓症）, 気胸（特に緊張性）, 縦隔気腫, 胸膜中皮腫
消化管・消化器系（特に縦隔・上腹部臓器）	食道潰瘍・穿孔, 胃・十二指腸潰瘍, 胆嚢炎, 胆石, 膵炎, 逆流性食道炎, 縦隔炎, 食道炎, 食道痙攣, 食道異物, 食道癌, 食道憩室, 横隔膜下膿瘍
筋・骨格・皮膚系	帯状疱疹*, 外傷後の多発骨折, 肋軟骨炎, 上位胸椎・頸椎の脊椎炎・椎間板疾患
神経系	肋間神経痛, 神経・神経根圧迫
続発症	不安状態, 精神性

赤字は遭遇する可能性が比較的高く, 緊急性を要する疾患. ＊帯状疱疹は早期治療がその後の疼痛コントロールに重要であり, その点で早期診断を要する.

判断基準

- **鑑別のための問診のポイント：どの部位に**（痛みの移動・放散の有無）, **どんなふうに**（突然/徐々に）, **何をしているときに**（安静時/労作時/臥位から起き出したときなど）**起こったか**, である. また, **痛みの性状**（チクチク/重い感じなど）, **長さ**（数秒/数分/数時間・それ以上）, **経時的変化**（軽快/悪化）, **どんなときに痛みが変化するか**（深呼吸時など）, **胸痛以外の変化**, **既往歴**についても把握する.
- **診察のポイント：**①意識状態, ②バイタルサイン（左右の血圧差の有無も）, ③呼吸数, ④チアノーゼの有無（SpO_2も）, ⑤頸静脈怒張, ⑥心音・呼吸音, ⑦胸壁運動の左右差の有無, ⑧打診, ⑨皮疹の有無, ⑩胸部圧痛の有無, ⑪腹部診察など.
- **検査：**心電図, 胸部X線, 血液検査, 動脈血液ガス, 胸部CT, 心エコー, 腹部X線, 腹部エコー, 腹部CT, 上部消化管内視鏡, ジギタールなど.

対処方法

■心・血管系の疾患など緊急性を要する場合

1. **意識状態, バイタルサイン, 過呼吸・チアノーゼの有無などの確認**
   - 変化があった場合には, 直ちに人を集め, ドクターコールする.
2. **痛みが和らぎ, 呼吸が楽になる体位をとらせる**
3. **薬剤の投与**
4. **精神面への配慮**

医師からのワンポイント

典型的な胸痛のパターンと疑われる疾患

狭心症：急性発症．前胸部（特に胸骨裏）に生じる「何となくこの辺りが痛い」という軽度～中等度の痛み．通常2～10分続く程度．心窩部に痛みを訴える場合や頸部，下顎，肩，腕に放散する場合もある．不快感,胸やけ感，圧迫感，絞扼感などを伴う．労作や食後，階段の登り，感情の昂り，冷たい空気に曝されたときに起こる．

心筋梗塞：急性発症．狭心症の疼痛に似るが，より強い痛みが30分以上続く．安静やニトログリセリンでも改善しない．呼吸困難，悪心・嘔吐，倦怠感，発汗，動悸などを伴う場合がある．

急性大動脈解離：急性発症．背部痛など移動しうる持続性の激痛．咳嗽や血痰，呼吸困難などを伴う場合がある．心タンポナーデなどを合併しうる．

急性心膜炎：鋭い持続痛．前胸部に多い．深呼吸や仰臥位で疼痛が増悪し，座位や前屈姿勢で軽減する．発熱や動悸がみられる．

急性心筋炎：発熱,倦怠感,動悸,消化器症状を初発とすることが多い．

肺血栓塞栓症：急性発症し,呼吸困難感を伴う．血痰，喀血もみられる．長期臥床，心不全，肥満，妊娠，悪性腫瘍，手術後などがハイリスク．

胸膜炎：体表に近い浅い部分の鋭い痛みで，一側性のことが多い．深呼吸で痛みが増強する．咳，発熱を伴う場合がある．

気胸：急性発症．病側の胸から肩への疼痛．咳や呼吸困難を伴う場合がある．

逆流性食道炎：主訴は胸やけ．時に胸痛や背部痛，咳など．

胃潰瘍：多くは心窩部に疝痛（痛みの程度が強弱波打つ）があるが，胸痛と感じる場合がある．食直後に増悪する（十二指腸潰瘍では空腹で増悪，食事で緩和）．

急性胆囊炎，胆石症：右季肋部痛が多く，痛みが右肩・背部に放散する場合もある．脂肪が多く含まれる食事で疼痛が増強し,悪心・嘔吐，食欲低下，発熱，黄疸などを伴う．

急性膵炎：背部，心窩部から臍周囲の疼痛で悪心・嘔吐や発熱を伴うことが多い．前屈（身体を丸める）で軽減される．

帯状疱疹：体表に感じる疼痛．肋骨の走行に沿う帯状の皮疹を伴う．一側性．

肋軟骨炎・肋骨骨折：痛みの場所がはっきりしており局所の圧痛がある．

咳・喀痰・血痰

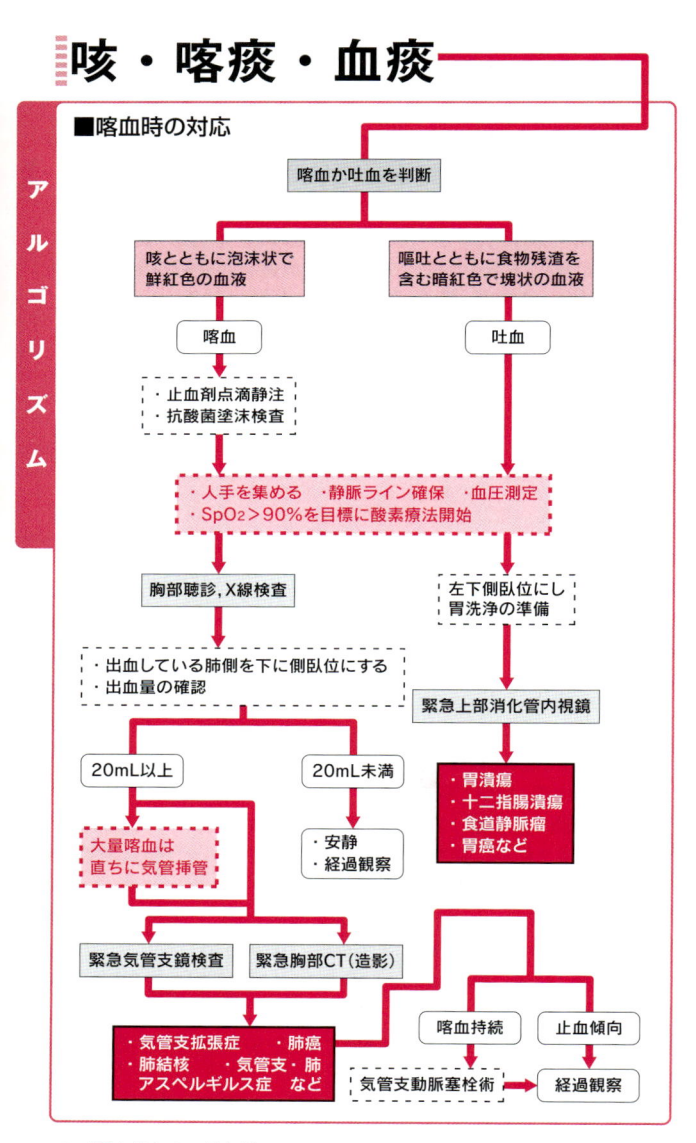

■喀血時の対応

アルゴリズム

```
                    喀血か吐血を判断
                   /              \
     咳とともに泡沫状で            嘔吐とともに食物残渣を
     鮮紅色の血液                 含む暗紅色で塊状の血液
         ↓                           ↓
        喀血                         吐血
         ↓                           
     ・止血剤点滴静注                 
     ・抗酸菌塗沫検査                 
         ↓                           ↓
     ・人手を集める ・静脈ライン確保 ・血圧測定
     ・SpO₂>90%を目標に酸素療法開始
         ↓                           ↓
     胸部聴診, X線検査              左下側臥位にし
                                   胃洗浄の準備
         ↓                           ↓
     ・出血している肺側を下に側臥位にする   緊急上部消化管内視鏡
     ・出血量の確認                       ↓
       /        \                    ・胃潰瘍
   20mL以上    20mL未満              ・十二指腸潰瘍
      ↓           ↓                  ・食道静脈瘤
   大量喀血は    ・安静                ・胃癌など
   直ちに気管挿管  ・経過観察
      ↓
   緊急気管支鏡検査  緊急胸部CT(造影)
      ↓
   ・気管支拡張症  ・肺癌
   ・肺結核  ・気管支・肺
   アスペルギルス症  など

   喀血持続    止血傾向
      ↓         ↓
   気管支動脈塞栓術 → 経過観察
```

18　2 症状とその対処法

発生機序

- 咳は気道に与えられた刺激によって生じる短い呼息で、痰を伴わない乾性咳嗽と痰を伴う湿性咳嗽がある.
- 痰は気道粘膜からの分泌物であり、細菌、ウイルス、白血球などさまざまなものが混じっている.
- 痰に血液が混じったものを血痰、血液のみ喀出したものを喀血とよぶ. これらの所見は、下気道すなわち声門より末梢の呼吸器から出血していることを示す.

判断基準

■咳

- 咳を主訴に呼吸器科を受診する患者は多いが、咳＝呼吸器疾患ではないことに注意する.
- 咳が出るタイミングや症状を聴き取ると疾患名を絞り込むことができる. 各疾患の咳の特徴を**表1**に示す.

■表1 以下の所見を伴う咳で推定される疾患・病態

聴き取りのポイント	推定される疾患・病態
夜間～明け方、起座呼吸になる	気管支喘息
季節の変わり目に悪化	気管支喘息
冷気を吸入すると咳き込みやすい	気管支喘息
飲酒時やその翌日に多い	気管支喘息
寝入りばな	副鼻腔炎、気管支炎、気管支拡張症
胸やけを伴う	逆流性食道炎
鼻炎、副鼻腔炎を合併	後鼻漏
食事中にむせる	誤嚥
下肢に浮腫がある	心不全
心不全の既往	心不全、肺水腫
微熱を伴い、3週間以上続く	肺結核
薬剤服用後にはじまった	薬剤の副反応・副作用

- 3週間以上続く咳嗽は感冒ではない. また、8週間以上続く慢性咳嗽がある場合、原因疾患の8割が後鼻漏を伴う耳鼻咽喉科疾患、逆流性食道炎、気管支喘息のいずれかの疾患とされている.
- 湿性咳嗽は肺水腫や心不全でもみられる.

■喀痰

- 痰の色調や性状により疾患名を推測することができる（**表2**）.
- 喀痰から癌細胞が検出されれば肺癌か耳鼻咽喉科領域の癌が強く疑われる. したがって、喀痰を調べることは重要である（喀痰検査、p.48参照）.

■表2 痰の色調・性状と推定される疾患

色調・性状	推定される疾患・菌
鉄さび色	肺炎球菌肺炎
黄色	肺炎球菌肺炎、インフルエンザ（桿）菌
褐色、ゼリー状、粘稠	クレブシエラ肺炎
緑色	緑膿菌肺炎
無色透明	気管支喘息
やや黄色、粘稠	気管支喘息発作時
ピンク色、泡沫状	肺水腫、心不全

判断基準

■血痰と喀血

- 咳とともに血痰と喀血が認められることにより診断される。代表的な疾患を**表3**に示す。
- 咳ばらい程度で血液が付着した分泌物が認められる場合は、上気道からの出血を疑い、耳鼻咽喉科に相談する。
- 咳を伴わない場合は吐血を疑う。

■表3 血痰と喀血を示す代表的な疾患と頻度

疾患名	頻度、その他の所見
気管支拡張症	最も多い。約50%
非結核性抗酸菌感染症	気管支拡張を伴う
肺癌	約20%
肺結核	約15%
肺アスペルギルス症	大喀血に至ることがある
肺梗塞	突然の胸痛で発症する
グッドパスチャー症候群	血尿を伴う

- 喀血の場合は、胸部聴診でいびき（様）音や水泡音が聴取される（p.203参照）。

対処方法

■喀血時

1. 中等度〜大量喀血の場合はあわてずに、まず人手を集める

- 喀血対処のＡＢＣのＡはAnother Nurseである。

2. バイタルサインのチェック、SpO₂の測定

- マスクを装着すると痰を喀出しにくくなるので鼻カニュラで酸素療法を開始する。
- SpO₂は90%以上を目標として酸素量を調整する。

3. 静脈ラインがない場合は確保する

4. 血塊や喀血により気道閉塞に陥っている場合

- 気管挿管を行う。その場合、気管支鏡の使用が前提となるため、内径が8mm以上のサイズのチューブを用意する。
- 喀血している患者に気管挿管した場合、挿管チューブの内腔に血液が付着して、早期にチューブ内閉塞をきたしやすい。吸引が困難となった場合や患者が陥没呼吸をしている場合には挿管チューブを直ちに入れ替える必要がある。

5. 体位の変更

- 出血側から健常側への血液の流入を防ぐため、聴診所見や胸部X線、緊急気管支鏡検査などで左右どちらの肺が喀血しているかわかった時点で健常側を上にした側臥位とする。

6. 緊急止血の必要がある場合

- 胸部CT撮影後、BAE（気管支動脈塞栓術）を行う（p.70参照）。

チアノーゼ

アルゴリズム

```
十分な照明の下, 皮膚, 粘膜が
青紫色を呈している
   │
   ├─────────────────────┐
寒冷曝露なし              寒冷曝露あり
   │                       │
呼吸状態, 発熱, 疼痛の有無   末梢性チアノーゼ
   │                       │
   │                     室温調節
   │                       │
   │                     経過観察
```

- 呼吸なし・呼吸困難 意識レベル低下 → **直ちにドクターコール** → **救急対応**
- 呼吸困難 意識レベル正常 → 医師へ報告 → 酸素・薬剤投与

→ 検査:胸部X線, 血液検査

呼吸器疾患
- 肺炎
- 気管支喘息発作
- 肺気腫
- 肺塞栓

循環器疾患
- 先天性心疾患(ファロー四徴症, 心室中隔欠損症など)
- うっ血性心不全
- 心原性ショック

異常ヘモグロビン血症

発生機序
- 全身に酸素を送り届けて生じた還元ヘモグロビンが肺で酸化されず、血液中で増加した状態。主に呼吸器や循環器の疾患によって生じる。
- 毛細血管血液中の還元ヘモグロビン量が5g/dL以上になると、皮膚や粘膜が青紫色を呈し、視診で認識できる。
- 異常ヘモグロビン血症においても、酸素運搬がうまく行われないため、チアノーゼとなる。

判断基準
- 十分な照明の下で皮膚や粘膜などの色調を観察して判断する。チアノーゼのタイプには3種類ある（**表1**）。

■表1　チアノーゼのタイプと原因疾患

	原因	観察部位	疾患名・状況
中心性チアノーゼ（PaO_2低下）	● 吸入気O_2分圧低下 ● 肺でのガス交換障害 ● 右左シャント ● 異常ヘモグロビン血症	● 口腔粘膜 ● 口唇 ● 舌など	● 多くの呼吸器疾患 ● 肺血管系疾患
末梢性チアノーゼ（PaO_2正常）	● 末梢動脈血流障害 ● 末梢静脈血流障害 ● 心拍出量低下	● 四肢末梢 ● 顔面	● 動脈塞栓 ● 動脈硬化症 ● 静脈塞栓 ● 静脈瘤 ● ショック ● 心タンポナーデ ● 寒冷曝露
混合性チアノーゼ（PaO_2低下）			● 心不全 ● 心原性ショック

対処方法
1. 身体所見（心雑音、呼吸音異常など）をとる
2. 呼吸状態の観察を行う
3. 医師の指示に従い酸素の吸入を行う
4. 医師の指示に従い薬剤の投与を行う

胸水

アルゴリズム

```
呼吸状態の観察, 脱力などの自覚症状の聴取
          ↓
鼻翼呼吸, 多呼吸, 胸壁運動の減少,
頻脈, 呼吸音の減弱, 打診の際の濁音など
          ↓
   ┌──────────┬──────────┐
[医師へ報告]    換気が容易となる
               体位をとる
   └──────────┬──────────┘
          ↓
   検査:胸部X線・CT, 超音波検査
          ↓
      【胸水貯留】
          ↓
   ┌──────────────┬──────────────┐
胸腔穿刺による排液           【気管支肺感染】
   ↓                          ↓
バイタルサインの            ・発熱に注意
チェック                    ・深呼吸・咳嗽のすすめ
                           ・頻回の体位変換
   ↓
激痛, 咳, 泡沫痰,
血痰をみたら
医師へ報告
   ↓
経過観察
```

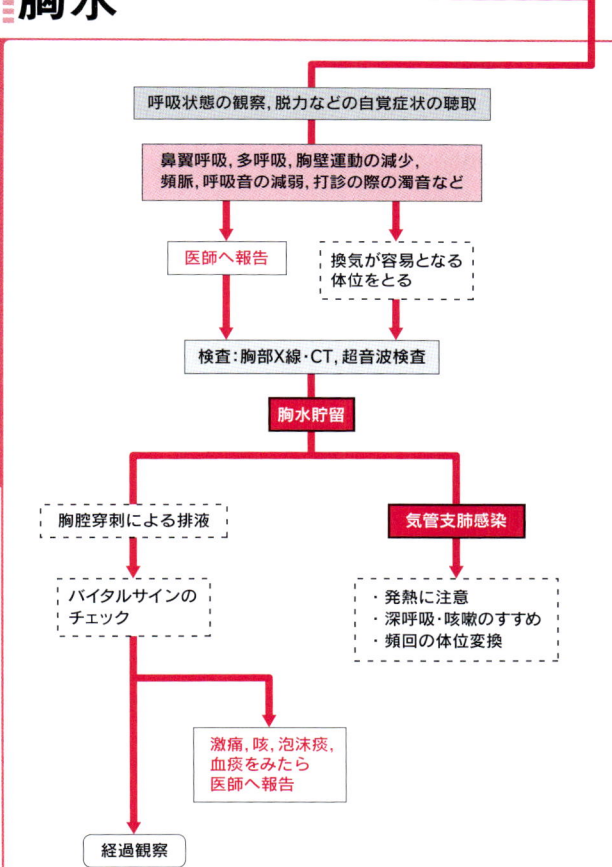

発生機序
- 胸膜に囲まれた胸腔内に存在する液体. 壁側・臓器側胸膜の毛細血管, リンパ管に由来するもので, 正常でも少量存在する.
- 病的状況になると, 血管の透過性が亢進して生じる滲出性胸水, 水分の絶対量が多くなって血管やリンパ管から漏れてしまう漏出性胸水がみられる.

発生機序

- 胸水を生じさせる疾患を**表1**にまとめる.

■**表1 胸水貯留をきたす主な疾患**

胸水の種類	主な疾患
滲出性胸水	肺炎, 結核性胸膜炎, 膿胸, 癌性胸膜炎, 悪性胸膜中皮腫, 悪性リンパ腫, 肺血栓塞栓症, 全身性エリテマトーデス, 関節リウマチ, 肝膿瘍, 膵炎, サルコイドーシスなど
漏出性胸水	うっ血性心不全, 肝硬変, ネフローゼ症候群

判断基準

- 呼吸促迫の徴候である鼻翼呼吸, 多呼吸, 胸壁運動の減少, 呼吸困難, 不穏, 頻脈, 呼吸音の減弱, 奇異呼吸, 打診したときの濁音などがあれば, 胸水貯留を疑う.
- 胸水貯留により, 呼吸不全や呼吸機能(肺活量・分時換気量)の低下がみられる.
- 胸痛は伴う場合と伴わない場合がある. また限局する場合と放散する場合がある.
- 確定診断には胸部X線, 胸部CT, 超音波検査などを用いる.

対処方法

1. 呼吸不全状態を和らげるため, 適切な体位をとらせる
- 換気を容易に行うために体位が重要であることを患者に説明し, セミファーラー位や座位をとらせる.

2. 精神面に対するケア
- 患者が感じている, 呼吸困難や十分な空気を得ることができないことへの恐れなどに対し, 不安を表出させるとともに, 疾患や症状に対する説明を十分に行う.

3. 胸腔穿刺による排液後の胸水再貯留の場合
- 胸水貯留が反復する際は, その徴候を患者自身が認識できるような働きかけを行い, 早期のケア介入ができるようにする.

4. 胸水貯留の原因が気管支肺感染の場合
- 発熱に注意し, 喀痰の培養と感受性試験で胸腔や肺における二次感染の徴候を評価する.
- 肺の含気を維持し, 合併症を予防するために深呼吸と咳嗽が重要であることを患者に説明する.
- 体位変換を頻繁に行い, 肺と胸腔内に分泌物が貯留するのを防ぐ.

5. 胸腔穿刺下で大量胸水排液を行っている際の対応
- 施術中・後に血圧低下, 頻脈, 不整脈, 失神, 蒼白などの症状が出ることがある. 穿刺の介助を行うとともに, 施術後の患者の反応をモニターする.

3 検査と看護のポイント

- 胸部X線検査
- 胸部CT検査
- 心電図検査
- 呼吸機能検査
- 気管支内視鏡検査
- CTガイド下生検
- 喀痰検査
- 血液・尿検査
- 動脈血液ガス分析
- パルスオキシメータ
- カプノメータ

胸部X線検査

目的
- 患者の病名や病態,病変の範囲,体内に入っているカテーテルの位置などを確認すること.

注意
- X線検査に同意が得られない患者の撮影はできない.
- 特に胎児への影響を心配して,検査に同意しない妊娠中や妊娠の可能性がある患者に対し,診断や治療のうえで検査が不可欠な場合には,十分に説明し納得してもらってから撮影する必要がある.
- 「放射線を用いた検査は危ない」などといった科学的に根拠のない説明をしてはならないし,ただ単に「大丈夫です」という対応だけでは患者の不安は解消しない(MEMO参照).

解剖学的構造
- 図1,図2に胸部単純X線写真の解剖学的構造を示す.
- 胸部X線写真は解剖学的に複数の臓器が重なって見えるため

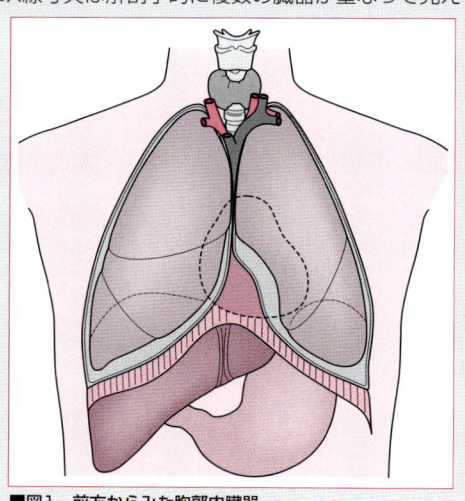

■図1　前方からみた胸郭内臓器

> **やってはダメ！**　「妊娠中はすべての放射線診断を避けるべきです」と説明してはダメ！

解剖学的構造

その評価が複雑で、放射線診断のなかで最も難しいとされている．

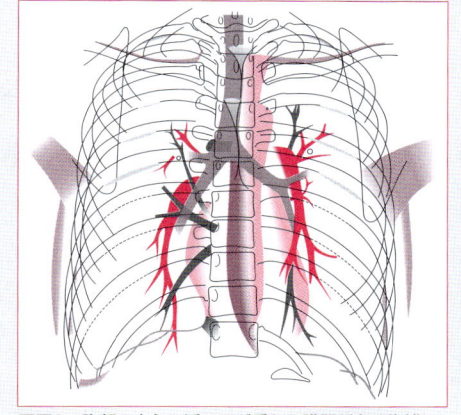

■図2　胸郭の中心に近いほど重なる臓器が多く複雑
（片山　仁監修．胸部X線写真のABC．日医雑誌〔臨時増刊号〕1990；103（13）：5より）

胸部X線検査

読み方
- まず挿入されているデバイス（support devices）の種類と数，位置（**表1**），挿入部位を確認する（**図3**）．

■表1　主なデバイスの位置と注意点

気管内チューブ	頸の位置で2cmは移動するので，気管分岐部から3〜5cm上位で固定
気管切開チューブ	挿入後は縦隔気腫，皮下気腫の出現に注意
経鼻胃管	横隔膜を越えて胃内に挿入されていること．胃内で屈曲していないこと
胸腔ドレーン（チェストチューブ）	挿入後の皮下気腫と皮下水腫に注意
中心静脈カテーテル	先端が気管分岐部の高さと同じ位置であることが目安（図4）

MEMO

X線検査に同意が得られない患者への具体的な説得例

赤ちゃんに影響を及ぼす放射線の量は100mGy（グレイ）からです．妊娠初期の場合，胸部X線撮影での赤ちゃんへの放射線の量は平均0.01mGy未満です．つまり，今回の撮影では影響が出る量の1/10,000以下ということになり，同じ撮影を10,000回近くしても心配はないということになります．

読み方

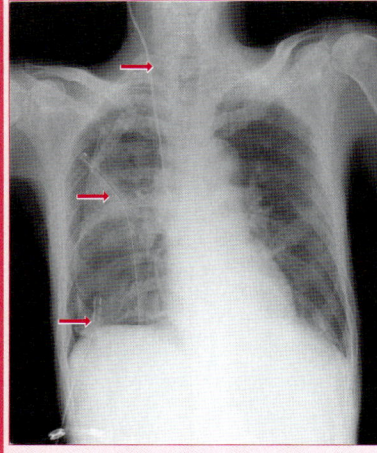

■図3 胸部X線における確認事項
右の気胸に対して右胸腔にチェストチューブが2本挿入されている．右内頸静脈から中心静脈カテーテルが挿入されている．中心静脈カテーテルの先端は若干深めである．左の下葉にも浸潤影がある．

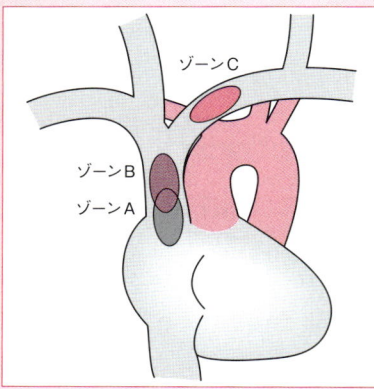

■図4 中心静脈カテーテル先端の適正な位置
ゾーンA：上半身のどの経路からにおいても適当．
ゾーンB：右内頸静脈穿刺において適当．
ゾーンC：左鎖骨下・左内頸静脈穿刺において適当．
〈Fletcher SJ. Br J Anaesth 85；2000より〉

- 不適切な位置への挿入や，前日ないし前回撮影時と比較し明らかに位置が浅くなっていたり，深くなっていたりするなど変化している場合は，直ちに医師へ連絡し相談する．
- 異常所見は基本的には「白すぎる」「黒すぎる」「大きすぎる」「位置がおかしい」の4つの表現に集約することができる．具体的な内容を**表2**に示す．

読み方

■表2 4つの異常所見

白すぎる
● 本来空気が入っていれば黒くなる部位に,どのような物質があって白くなっているのかを考える
①肺外の水：胸水
②肺内の水：肺水腫
③肺内の白血球：肺炎
④肺内の赤血球：肺出血
⑤肺そのものがつぶれている：無気肺
⑥癌細胞：肺癌
黒すぎる
● 黒すぎる肺をみた場合は以下の3つの可能性を考える.
①肺以外の場所に空気が存在する病態：気胸,縦隔気腫,皮下気腫
②肺野構造が破壊され肺内に空気が溜まっている病態：肺気腫,ブラ,空洞
③肺内の血流が途絶している病態：肺梗塞
大きすぎる
①心臓が大きすぎる：心胸郭比が大きい場合は心不全
②肺が上下に大きすぎる：肺気腫
位置がおかしい
デバイスの位置を再確認して読影を終了する

● 胸部X線検査の看護のポイント

検査前・中

- 酸素投与中患者の場合
  - 患者に出ている「労作時の酸素指示量」を確認する.
  - 酸素ボンベの残量を確認して途中で酸素が不足しないようにする.
  - 必要であれば医師の指示のもとパルスオキシメータを装着して,SpO_2値に合わせ,酸素投与量を調節する(CO_2蓄積のある呼吸不全患者の酸素投与量は十分注意する).
- 胸腔ドレーン挿入中患者の場合
  - ドレーンを抜去しないように十分配慮する.
  - 気胸の場合は,ドレーンをクランプしない(緊張性気胸になる可能性があるため).
  - 胸腔ドレーンバッグを傾けたり,倒したりしない.
- 呼吸困難が出現する患者の場合
  - 労作により苦痛が増強しないよう,注意しながら介助する.
  - 患者の状態をみながら車椅子・ストレッチャーなどの搬送方法も検討し,必要であれば休憩を勧める.

胸部CT検査

目的
- CT横断面の画像は，胸部X線に比べ，空間分解能に著しく優れている．小さな病変の有無や肺にある病変の分布，病変と臓器の解剖学的な位置関係などについて詳細に評価するために行う．
- 造影剤を使用すれば，病変内部の血流の有無が評価できる．また，血管やリンパ節と病変との境界が鮮明になるため，気管支鏡による肺生検前の評価や肺癌の病期分類の決定には，造影剤を用いた撮影が有力な情報となる．

種類
- CTで得られる画像は2種類ある．
- **肺野条件**：肺病変が評価できる．
- **縦隔条件**：大血管やリンパ節が評価できる．

読み方

《症例1》気管支喘息と診断されていた55歳女性⇒肺癌 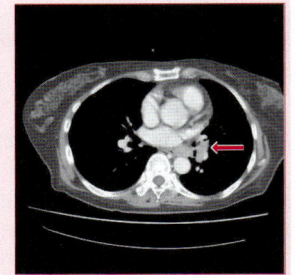
- 他院で気管支喘息と診断されていた．右下葉の気管支が結節によって圧排され狭窄している（矢印）．この患者の喘鳴は，喘息によるものではなく，肺癌によって気道が狭窄していたためであることがわかった．
- CTではこのように心臓の裏側に病変がある場合に有効である．この症例も単純X線ではほとんどわからなかった．

《症例2》喀血で紹介された59歳女性⇒気管支拡張症 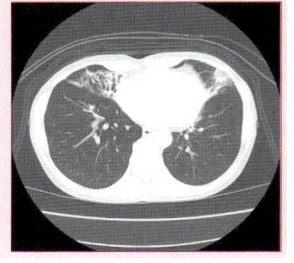
- 喀血で受診する患者で最も多い疾患は気管支拡張症で，胸部CTにより診断が確定する．本症例は喀痰から非結核性抗酸菌が培養された．非結核性抗酸菌症（NTM）により気管支拡張症が生じたと考えられる．

読み方

《症例3》抗菌薬が無効の肺炎として紹介された42歳女性⇒好酸球性肺炎

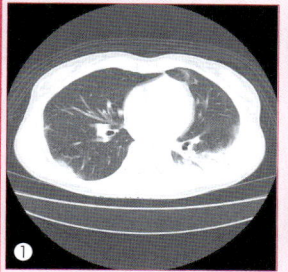

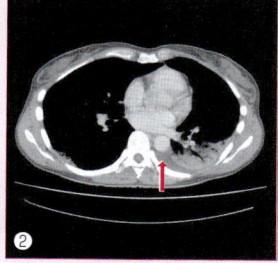

- 肺野条件（写真1）では，左肺の外背側優位で胸膜下領域に陰影が広がっている．陰影が胸膜に沿って広がっていることと，気道を中心とした広がりでないことから通常の肺炎でないと考えられた．気管支肺胞洗浄の結果，好酸球性肺炎と診断された．
- 縦隔条件（写真2）では左に少量の胸水があることもわかる（矢印）．
- CTは写真の条件を変えることにより，さまざまな病変を評価することができる．

《症例4》喀血と菌球の存在により，肺アスペルギルス症が疑われた83歳男性

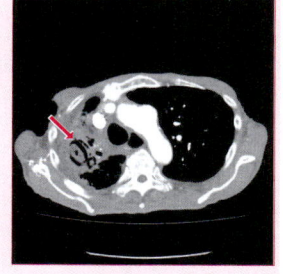

- 肺癌で右上葉切除後，繰り返す喀血で紹介された．空洞内部にボール状の構造物が認められる．これはアスペルギローマとよばれるアスペルギルスという真菌による菌球である（矢印）．
- CTはこのように空洞内部の病変を評価することができる．

胸部CT検査

> **ココがポイント！** 造影剤を使用する場合，検査前5時間は禁食！

読み方

《症例5》過敏性肺臓炎に続発した肺癌，67歳男性

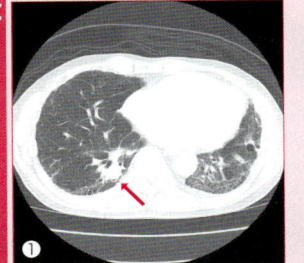

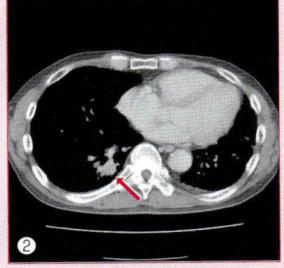

- 室内で鳥を放し飼いにしていることが原因で，鳥飼病というタイプの過敏性肺臓炎に陥った例．診断後，右下葉に結節性の陰影が出現した（写真1，矢印）．
- 縦隔条件で内部がやや不均一に造影されていることから（写真2），肺癌が続発したことが疑われた．気管支鏡による生検で肺癌と診断が確定した．
- 造影CTは結節内部の状態を評価することができる．

《症例6》呼吸不全で他院から転送されてきた66歳男性⇒ニューモシスチス肺炎（PCP）

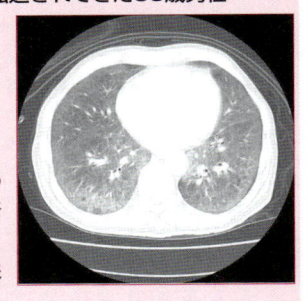

- 両側にびまん性にスリガラス状の陰影が広がっている．
- 本人の同意後検査した結果，HIVが陽性であったこととCT所見からPCPが強く疑われ，気管支肺胞洗浄で診断が確定した．
- 単純X線写真では前後の陰影が重なって見えてしまうが，胸部CTは空間分解能が優れているため，このような肺に広く広がる陰影の診断・鑑別診断には極めて有用である．

●胸部CT検査の看護のポイント

検査前
- 患者に医師から検査・副作用などについての説明を受けてもらう.
- 所定の問診票にアレルギー歴の有無などを記入してもらう.
- 造影剤使用の副作用などが記載された承諾書の諾否欄に署名してもらう.
- 事前に排尿を促す.

《搬送時》
- 胸部X線検査の看護のポイント参照（p.29）.
- 体動困難な患者の場合は，検査をスムーズに行うために車椅子ではなくストレッチャーで搬送する.

《服薬》
- 造影剤を用いた検査が予定されていると禁食となるため，水や食後薬を飲んではいけないと考える患者がいるが，乳製品以外の水分は摂取してかまわない.
- 常用薬は通常通り内服するよう指示する．ただし，糖尿病の患者は，インスリンの使用を含め，常用薬内服の可否を医師に確認する.

検査中
- 臥位をとる.
- 造影剤使用時のアナフィラキシーショック，アレルギー症状がないか観察する.

注意
- 心不全や呼吸不全，コントロール不良の疼痛などにより臥位で静止できない患者には，困難な検査となる.

検査後
- 造影剤を使用した場合，飲水可能な患者には飲水を促す.

心電図検査

- 呼吸器科ではモニター心電図が用いられることが多いが,必要に応じて12誘導心電図も記録できるとよい(p.36参照).

目的
- 病棟では,モニター心電図から経過観察とはならない危険な所見を発見し,記録・報告する.
- 一般病棟の重症患者やRCU,ICUでの不整脈のモニターや記録に用いる.

方法
- 図1のように,陰極,陽極,不関電極(アース)を3か所に貼る.呼吸器ではP波の検出に適しているNASA誘導を適用する(ちなみに,CC_5およびCM_5誘導はST変化の検出に優れているため,虚血性心疾患の監視に優れている).
- アラームが鳴った場合はその理由を必ず確認する.アラームを放置しているようではモニターを装着している意味がない.
- 電極や接触の不良でアラームが鳴っている場合には,装着の状況を確認する.

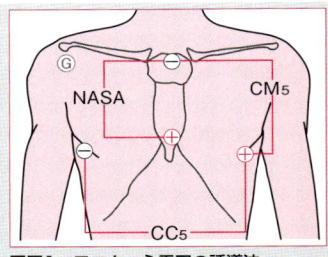

■図1　モニター心電図の誘導法
Ⓖ:不関電極(アース),⊖:陰極,⊕:陽極.
3点誘導で一般的なNASA誘導,CM_5誘導,CC_5誘導の位置関係.

読み方
- 図2に心電図波形の成り立ちを示す.
- 心電図からわかることは以下の3つで,このうち緊急性があり,モニター心電図で判定ないし推定できるのは①と②である.
  ①不整脈
  ②心臓の虚血や炎症(心筋梗塞,狭心症,心膜炎,心筋炎)
  ③心臓の負荷(心房負荷,心室肥大)
- 吸引操作や患者の体動によるアラームと,真の心電図異常でのアラームの区別をし,後者の場合には緊急度を評価する.

ココがポイント! モニター心電図から不整脈,虚血,心臓への負荷を見抜き,緊急性の判断をしよう!

読み方

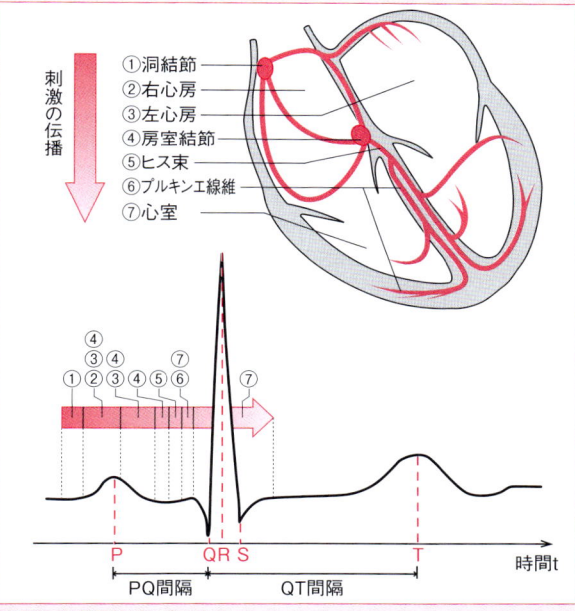

刺激の伝播

① 洞結節
② 右心房
③ 左心房
④ 房室結節
⑤ ヒス束
⑥ プルキンエ線維
⑦ 心室

P／QRS／T／PQ間隔／QT間隔／時間t

■図2 心電図波形の成り立ち
QRS：心室筋の興奮，T：興奮がさめる過程，PQ間隔：房室結節・ヒス束・左右脚・プルキンエ線維・心室筋細胞の順に刺激が伝達するまでの時間，QT間隔：心室興奮（脱分極）の始まりから興奮がさめる（再分極）までの時間．

心電図検査

対応

《アラーム鳴動時》
- 心電図だけで緊急度を判断してはいけない．まず血圧やチアノーゼの有無などから血行動態を評価し，意識レベルの確認，バイタルサインのチェック，SpO_2測定の順で行う．

《突然の頻脈と胸痛》
- 突然，呼吸困難と頻脈が同時に生じた場合は，肺梗塞や気胸を疑う．
- まずパルスオキシメータでSpO_2と脈拍数を確認し，モニター心電図を装着する．
- 低酸素血症（$SpO_2 ≦ 90\%$）が疑われれば，医師の指示で酸素療法を開始する．

●心電図検査の看護のポイント

- 臨床に役立つ良い心電図記録を得るための3つの基本：
①正確な記録，②きれいな記録，③病態に即した記録．

検査前

《12誘導心電図での電極の貼り方》

- **患者の四肢・胸部に電極を装着する**：肢誘導用電極の装着部位は，通常，上肢では手首から数cm上の内側，下肢では足関節から数cm上の内側とする．
- **装着した各電極に誘導コードを接続する**：コードの色と記号をよく確かめ，間違いのないように接続する（図1）．

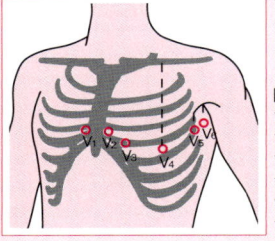

■図1　胸部の電極の装着位置

- V_1：第4肋間胸骨右縁
- V_2：第4肋間胸骨左縁
- V_3：V_2とV_4の結合線の中点
- V_4：左鎖骨中線と第5肋間との交点
- V_5：V_4の高さの水平線と前腋窩線との交点
- V_6：V_4の高さの水平線と中腋窩線との交点

検査中

- 不整脈がある場合には，P波のよくわかる誘導（Ⅱ，V_1など）で1分間（または3分間）記録する．
- 記録時のトラブルの原因とその対処法を**表1**に示す．

■表1　記録時のトラブルの原因と対処法

原因	対処の仕方
皮膚が清潔でない	アルコールなどで汚れを拭き取る
緊張している	検査の説明を十分にし，リラックスさせる
四肢に力が入っている	筋電図が混入するので，四肢の力を抜く
四肢を動かす，話している	安静にし，記録中は話をしない

- 記録し終わった心電図の余白部分に，直ちに患者名，年月日，記録時間，患者の状態，自覚症状，血圧などを記入しておく．

検査後

- 記録した心電図をきちんと整理・保管する．
- 心電図所見を読む場合，その1枚に含まれる情報ばかりでなく，同一患者で記録している他の日付の心電図と比較することによって，診断に有効な情報量が飛躍的に増加することがある．

呼吸機能検査

目的
- 肺の機能を評価する唯一の検査である．
- COPDや気管支喘息など呼吸器疾患の診断や重症度，治療効果を判定する．
- 術前の呼吸機能検査は，全身麻酔の危険性を評価する目的で行う．

検査の種類と方法

《スパイロメータ》
- 肺気量を測定する装置をスパイロメータといい，スパイロメータで呼吸機能を測定する検査のことをスパイロメトリーという．
- スパイロメータの先についたマウスピースを患者にくわえさせ，鼻から息が漏れないようにノーズクリップを着用させる．
- 医師の指示に従い，測定したい値が採れる呼吸法を患者に指示し，実践してもらう．
- よいグラフが得られない場合は，複数回試みる．
- 検査には患者の努力が必要である．痛みや高熱がある患者や咳が激しい場合には，参考にならない検査結果となることがあるため中止を考慮する．

《ピークフローメータ》
- 気管支喘息が疑われる場合に行う呼吸機能検査で，患者の1秒量を反映する．
- ノーズクリップは必要ない．
- 舌の先をマウスピースにあてて一気に吹くと高い値が出てしまうので舌先はマウスピースにあてないよう指導する．
- 3回測定して，最も高い値を記録する．

《気道可逆性試験》（気管支喘息患者向け）
- 硫酸サルブタモール（サルタノールインヘラー®）やオキシトロピウム臭化物製剤（テルシガンエロゾル®）などの気管支拡張薬を吸入する前後で努力肺活量（FVC）の測定を行い，1秒量の改善率と改善量を測定する．

> **やってはダメ！** 患者が痛がったり苦しがったりする場合は，検査の意味がないため中止を協議する！

検査の種類と方法

《気道過敏性試験》（気管支喘息患者向け）

- メタコリンという気道が攣縮しやすい物質を低濃度から高濃度に段階的に繰り返し吸入してもらい，そのつどスパイロメトリーを行う検査.
- 気管支の敏感度を定量的に判定する.

注意

- 「気道可逆性試験」と「気道過敏性試験」は，一時的にせよ気管支喘息患者を意図的に改善したり増悪させたりすることで判定する試験である．したがって，検査前には吸入薬などの治療薬を一時中止したうえで実施する．

用語

- **肺気量**：肺活量や残気量などの総称．肺気量の変化とその分画を図1に示す．

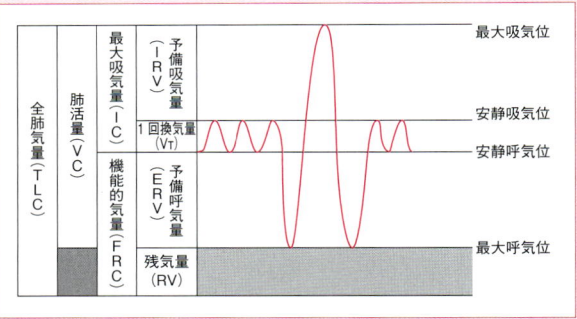

```
                              最大吸気位
        予備吸気量
        （IRV）
最大吸気量
（IC）
        1回換気量         安静吸気位
肺活量    （VT）
（VC）                    安静呼気位
全肺気量  予備呼気量
（TLC）  機能的   （ERV）
        残気量
        （FRC）
                              最大呼気位
        残気量
        （RV）
```

■図1　スパイログラム上に描かれた肺気量の変化と肺気量分画の関係

- **肺活量**：ゆっくりと呼出した場合に測定されるVC（肺活量）と，最大吸気からできるだけ速く息を吐いた場合に測定されるFVC（努力肺活量）の2種類がある．
- **残気量（RV）**：最大限に息を吐き出しても肺の中に残存する空気量．スパイロメトリーでは測定できない．
- **%肺活量**：性別，年齢，身長から求めた予測値に対する実測値の割合．
- **1秒量（$FEV_{1.0}$）**：1秒間に呼出できる肺気量．
- **1秒率（$FEV_{1.0}\%$）**：$FEV_{1.0}/FVC$＊で表され，肺活量の何%を1秒間に呼出できるかをみる指標．
- **対標準1秒量（% $FEV_{1.0}$）**：性別，年齢，身長から求めた予

＊分母のFVCをVCとして算出することもある．

用語

- 測値に対する実測値の割合.
- **換気障害**：スパイロメトリーの結果により，**図2**のように分類される.
  - 閉塞性換気障害とは，肺気腫や気管支喘息など，肺の弾力性が失われたり気管支が狭くなったりして，1秒間に呼出できる量が低下する疾患で生じる.
  - 拘束性換気障害とは，特発性間質性肺炎など肺が硬くなる疾患や胸水，胸膜肥厚など肺の膨張が妨げられる疾患で生じる.

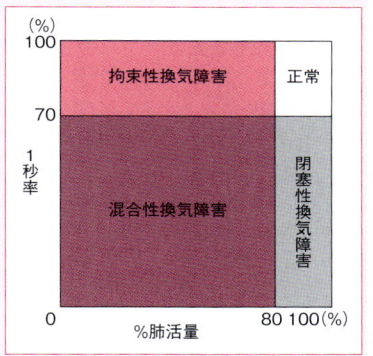

■図2　換気障害の分類

読み方

《全体》
- 実測値が予測値の80％以下の場合，肺の容量が低下している拘束性換気障害があると考える.
- 呼吸筋力の低下や脊椎の側彎・後彎など，胸の広がりが制限される場合も拘束性換気障害になる.
- 肺活量は高度な肥満でも減少し，体位によっても変化する. 仰臥位では立位や座位に比べ7〜8％減少する.
- 混合性換気障害は，特発性間質性肺炎＋肺気腫など拘束性換気障害と閉塞性換気障害の両方の要素をもつ患者に生じる場合に生じる.
- 換気機能が正常でも呼吸器疾患がないということにはならない.

《1秒量》
- 1秒量が低いということは一気に呼出できる量が少ないということである.
- 痰は呼気とともに一気に出すものなので，1秒量が極度に少ない患者は痰を出せないことになり，術後肺炎に陥る可能性が高い.

呼吸機能検査

読み方

《1秒率》
- 1秒率が70％以下なら閉塞性換気障害があると考える.
- 1秒率は肺気腫や気管支喘息などで低下する.
- 1秒率が70％以下かつ％肺活量が80％以下の場合が混合性換気障害である.
- 1秒量とは異なるので注意する.

《肺活量》
- 高度の肺気腫では残気量が増加するため, 肺活量が増加し（**図1**参照）, 検査結果上, 混合性換気障害となる.

《気管支喘息における1秒量》
- 1秒量を反映するピークフローメータを自己測定することで「セルフモニタリング」をしてもらう.
- 非発作時でも1秒量が日によってあるいは時間によって変動すること（日間変動, 日内変動）が特徴.
- 変動がなければ, 気管支喘息でないか, 症状がコントロールされている気管支喘息であることを意味する.
- ピークフローメータにはいくつかの機種があるが, 年齢, 身長から機種ごとに算出された予測値の一覧表がある.
- 1秒量やピークフローメータの値に一定以上の改善が認められた場合には「気道可逆性あり」と判定され, 気管支喘息を疑う.

《気道過敏性試験での1秒量》
- 低濃度のメタコリンを吸入した段階で1秒量が一定以上低下すれば「気道過敏性あり」と判定され, 気管支喘息を疑う.

気管支内視鏡検査

目的
- 診断目的の場合と治療目的の場合がある.
- 検査が適応か否かの術前評価項目について**表1**にまとめる.

■表1 術前評価項目（赤字は必須）

血算：特に血小板
生化学：特に肝障害，腎障害，炎症反応の有無
凝固能：特にキュレット，生検などを行う症例
感染症：術者の曝露防止，器具消毒対策
心電図：虚血性心疾患，不整脈評価
胸部X線単純写真
胸部CT検査：特に処置を行う症例
喀痰抗酸菌塗抹：術者の曝露防止，器具消毒対策．少しでも可能性がある症例
血液ガス：呼吸状態の悪い症例，心肺に基礎疾患のある症例
負荷心電図：虚血性心疾患の疑い，既往．Single Masterでよい
心エコー：心電図異常のある症例，虚血性心疾患の既往
血液型：出血リスクの高い症例，凝固能異常のある症例

【診断目的】

- **内腔観察**：そのまま挿入して組織を観察する．超音波内視鏡や蛍光気管支鏡なども用いる．
- **検体採取**：痰の採取，喀痰の除去（bronchial toilet），細胞診（キュレット・ブラシ），経気管支針吸引細胞診（TBAC）（中枢・末梢），経気管支肺生検（TBLB）（含むSheath-Guide），経気管支生検（TBB），気管支肺胞洗浄（BAL），CTガイド下生検．

【治療目的】

- **留置**：気管挿管，ステント留置，気管支充填術
- **除去**：異物除去，腫瘍除去（レーザー治療，エタノール注入，高周波スネア）
- **薬物注入**：気管支塞栓術など．

禁忌
- 患者（または家族）の理解・同意，協力が得られない場合．
- 実施により生命の危険や病状悪化の可能性が見込まれる場合．

> **ココがポイント!** 聞きなれない検査のため患者の不安も強い．リスク，処置，合併症を理解し，質問には丁寧に答えよう！

目的
- 検査中の酸素化を保てないことが予想される場合,など.
- 禁忌ではないが極力避けるべき状態としては,急性心筋梗塞発症後6週間以内,不安定狭心症がある,コントロール不良な気管支喘息・不整脈・心不全がある,全身状態が著しく悪い,肺高血圧・補正不可能な出血素因・血管腫などの血管病変が疑われる患者への生検.

注意
- 外来で検査する場合には,検査当日の来院時間,来院方法(自身での運転を極力避ける)を確認し,食事・飲水・内服薬の制限,処置当日の激しい運動の禁止などを説明しておく.

方法
- 検査について事前に説明し(表2),同意書を取得する.

【検査の流れ】
① 検査4時間前より禁飲食.
② 検査前15~30分前に前処置薬筋注(点滴静注・静注).
③ 検査室にて,キシロカイン®噴霧・吸入.
④ 気管支内視鏡検査*1.通常10~30分だが,延長される場合もある.
⑤ 検査終了後2時間禁飲食.

■表2 検査前の説明項目
- 気管支鏡の太さなど概要,目的,必要性
- 予定する処置,合併症と対処方法
- 代わりの診断(治療)方法
- いつ,誰が,どこで,何時頃から,前処置,姿勢,所要時間
- 術前・術後の過ごし方
- 検査中の過ごし方(声を出さないなど)
- 検査結果の説明時期

【前処置】
- **注射剤**:表3にまとめる.
- **局所麻酔**:2~4%リドカイン吸入・噴霧.

■表3 前処理の注射剤

目的	一般名(商品名)	規格
A.鎮静	塩酸ヒドロキシジン(アタラックス-P®)	25mg/1mL/A, 50mg/1mL/A
	塩酸ペチジン(オピスタン®)	35mg/1mL/A, 50mg/1mL/A
	ミダゾラム(ドルミカム®) ジアゼパム(セルシン®)	10mg/2mL/A
B.分泌物抑制	硫酸アトロピン(硫酸アトロピン®)	0.5mg/1mL/A

硫酸アトロピンは必ずしも必要というわけではない.Aから単剤またはA+Bの2剤を選択.

*1 咳止めがうまくいかないと非常に辛い検査となる(自分がむせた時を思い出して!)

方法
- **内服調整**：抗凝固薬・抗血小板薬は可能な限り生検処置数日前から中止しておく（例えば，バイアスピリン®は7日前，ワーファリン®は3日前，パナルジン®は7～10日前など），抗不整脈薬・降圧薬などは当日も少量の水で内服しておく，糖尿病薬は状況によるが基本的に直前の服用は中止する．

【検査中のモニタリング】
- 血圧，脈拍，酸素飽和度，心電図

合併症
- **前処置で投与した薬剤に伴う副作用**：塩酸ヒドロキシジン，ミダゾラム，ジアゼパムによる血圧低下，呼吸抑制．塩酸リドカインによるショック・中毒症状．
- **治療に伴うもの**：大雑把には，末梢の処置では気胸，中枢の処置では出血，BALでは呼吸状態の悪化（感染症の悪化，間質性肺炎の急性増悪）を特に注意．

読み方
- 気管支内視鏡像
- 喀痰検査（p.48参照）
- **検査結果の説明**：説明は必ず担当医が行う．検体によっても検査機関によっても所要時間が異なるため，いつ頃説明が可能かを把握し，患者に伝える．

●気管支内視鏡検査の看護のポイント

検査前
- 検査の目的や合併症についての医師からのインフォームド・コンセント後，検査同意書を得る．
- 感染症，アレルギー，既往歴を確認し記録に残す．
- 患者の理解度を確認しながら検査の流れを説明し，不安の除去に努める．

検査当日
- 検査前は禁食．服用の必要がある場合は，少量の水で早めに内服するように指示する．
- 急変時に輸液の急速投与ができるように，点滴ラインは成人用ラインと三方括栓を準備する．
- 検査前に義歯，眼鏡，コンタクトレンズ，指輪，ガードルなどをはずしてもらう．
- 医師の指示により鎮静剤を投与し，車椅子で搬送する．
- キシロカイン®ビスカスを咽頭に溜めておく指示がある場合は，飲み込まないよう十分注意する．むせこみや息苦しさが

検査当日

あり我慢できないときには，飲み込まずにガーグルベースンに出してもらう．

禁忌
- 硫酸アトロピン：緑内障（眼圧上昇のため），前立腺肥大（排尿障害を起こすため），麻痺性イレウス（症状の悪化のため）．

検査中
- 患者本人であるかを確認する（名前を患者本人に名乗ってもらう．また，ネームバンドを確認する）．
- 検査中は声が出せないため，合図を決めておく．

検査後
- 呼吸状態，痰の性状，咽頭痛，チアノーゼ，冷汗，SpO₂，バイタルサインを観察する．
- 合併症の可能性を説明し（咽頭痛, 血痰, 発熱, 息苦しさなど），症状が出現した場合は看護師に知らせるよう説明し，ナースコールを患者のそばに準備する．
- 検査終了2時間後に水を少量飲み，誤嚥がないことを確認してから食事を摂取させる．

CTガイド下生検 （経皮的）

目的
- 胸膜・胸壁の病変や胸壁に近い肺病変に対して，病理的な確定診断をつけるために行う．

適応
- 肺癌や縦隔腫瘍などを疑う結節・腫瘤に対して行うことが多い．

方法
① CTで位置の確認を行う．
② 皮膚の麻酔を行う．
③ 生検針を刺入し，吸引細胞診や針組織診として検体を採取する．

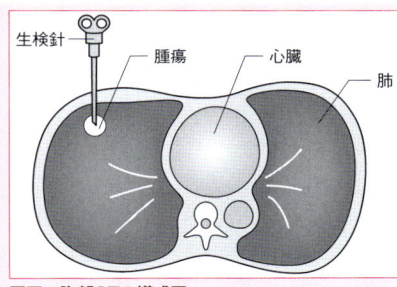

■図　胸部CTの模式図
（生検針／腫瘍／心臓／肺）

合併症
- 気胸・血胸
- 悪性細胞の播種
- 肺出血→血痰・喀血
- 空気塞栓→脳梗塞

●CTガイド下生検の看護のポイント

検査前
- 患者へ事前に検査の流れなどを説明し，確認しておく．
- 前日からの疲労感や緊張感などがある場合は，速やかに訴えるよう指導する．

《当日》
- 前処置を行う．
- 検査後に出現する症状について説明する（発熱，疼痛，咳嗽，穿刺部位の出血など）．
- 排泄は事前に済ませてもらう．
- 既往歴や感染症（B型・C型肝炎ウイルス，ワッセルマン反応，梅毒，HIVなど）の有無，血液検査結果（生化学，凝固

> **ココがポイント！** 合併症は重篤なものが多く，症状の変化やバイタルサインをこまめにチェックする！

検査前

系，血型），アレルギーを事前に把握する．これは，その後の観察や処置などに役立つ．
- 既往歴などを考慮しながら，バイタルサインを測定する．検査前の訴え（緊張や不安など）も観察・記録する．

《搬送時》
- CTガイド下で行うためCT室へ搬送するが，検査中，鎮静剤などを使用するため，車椅子またはストレッチャーを利用する．

《直前》
- モニター心電図，パルスオキシメータを装着する．
- 検査室の環境を考慮し，患者が状態を訴えやすい雰囲気づくりをする．
- 不安や疑問に思うことがあれば，検査室の看護師・医師に声をかけるよう患者に伝える．

検査中
- 実施事項，バイタルサイン，SpO_2値などの記録をする．
- 露出部位が必要範囲だけになるよう，スクリーンやバスタオルなどを使用し患者への配慮をする．
- 消毒・麻酔時に，合併症（大量出血，外傷性気胸，キシロカインショック，呼吸・循環不全など）の有無を確認する．
- 生検針挿入時は，患者の訴えへの傾聴や声かけを行う．
- 検体採取では数か所穿刺する場合が多いため，疼痛・不快感に対する訴えの傾聴・観察・対応をしていく．
- 検査中の合併症出現の可能性も考慮し，SpO_2値や患者の状態・訴えに配慮する．特に急変時の準備をしておく．
- 挿入部位に感染の危険がある場合は，ガーゼ固定をした後，腹帯・胸帯を巻いてもよい．

検査後

《搬送時》
- 終了時の状態に合わせて，搬送方法を考慮する．
- 安静度を守るよう伝える．

《病室に戻った時》
- 穿刺部の観察をし，合併症の有無（血痰・気胸・感染症など）を確認する．
- バイタルサインの測定．すでに合併症が出現している場合は，適宜測定が必要である．パルスオキシメータでの管理も考慮する．

検査後

- 検査後に出現が予測される症状や，穿刺後の合併症について患者に説明し，症状があれば速やかにナースコールするよう伝える．
- 患者には，指示があるまで創部のガーゼを取らないように伝え，出血・滲出液でガーゼが汚染した場合は，速やかにナースコールするよう患者に伝える．

注意

- 合併症は，特に気胸，出血に注意が必要である．
- **気胸**：胸痛，呼吸困難，SpO₂値の低下に注意．
- **出血**：終了後から，挿入部のガーゼ汚染などの観察を行う．

喀痰検査

- 喀痰検査は，患者の負担も軽く，安全なのが特徴である．
- 喀痰検査には，病原体検査（塗抹・培養・薬剤感受性・遺伝子検査など）と細胞診（細胞検査）がある．病原体検査は呼吸器感染症の診断のため，細胞診は癌の診断を行うために行われる．最近，遺伝子検査で行われる結核菌群PCR法が注目されている．

目的
- 画像診断や血液検査などと異なり，直接病変から情報を得ること．
- 肺癌の診断は癌細胞の直接的証明を原則とし，肺炎の診断は病原体の証明によるべきであるので，この点において喀痰検査は非常に有益である．

方法
- 喀痰検査の前提として，良質な喀痰を採取することが大切である．
- 喀痰検査の成否は，喀痰の質（表1）によって大きく左右される．

■表1　喀痰の肉眼的品質評価（Miller and Jones分類）

M1	唾液，完全な粘液痰
M2	粘液痰のなかに膿性痰が少量含まれる
P1	膿性痰で膿性部分が1/3以下
P2	膿性痰で膿性部分が1/3～2/3
P3	膿性痰で膿性部分が2/3以上

- 喀痰が少ない患者や喀出が困難な患者では，しばしば唾液や鼻汁が検体となるが，当然これらの検体から肺炎や肺癌の診断は得られない．
- どうしても喀痰が出ない患者に対しては，喀痰誘発法も有効である．

※**喀痰誘発法**：3％の高張食塩水を超音波ネブライザーで吸入し，大きな咳で痰を喀出させる方法．

- 喀痰は口腔を通過して喀出されるため，口腔内常在菌による汚染を避けることを心掛けるなど，質のよい喀痰を得るための患者指導（表2）が大切である．

> **ココがポイント！** どうしても喀痰が出ない患者には，喀痰誘発法により喀出させる！

方法

■表2　喀痰採取時の患者指導

- 喀痰採取のタイミングは早朝起床時が最適なので，可能なら早朝起床時に喀出させる
- 喀出前に水道水でよくうがいをさせ，口腔内の雑菌をできるだけ減らさせる
- 喀痰を出すコツは，思い切り深く息を吸い込んでから強い咳をすることである，と教える．当たり前のようであるが，意外と実践されていない
- 一度のみならず，辛抱強く何度も喀痰を出させ，3mL以上の採取を目標とする
- できれば採痰ブースで行わせる．医療者は飛沫を直接浴びないよう，患者の正面に立たない

読み方

- まずは，採取された喀痰の性状（**表3**）をみる．

■表3　喀痰の性状と疑われる疾患

黄緑色の膿性痰	好中球をはじめとする炎症細胞が気道に浸潤したことを意味し，細菌感染に多い
膿性痰が特に多い喀痰	びまん性汎細気管支炎などの慢性下気道感染症を疑う
悪臭を伴う喀痰	嫌気性菌による感染症を疑う
白色や透明の喀痰	気道の分泌亢進を意味し，慢性気管支炎や気管支喘息に多い
血痰	出血を伴う気道炎症を示唆し，気管支拡張症，結核，肺癌などでみられる
ピンク色の泡沫状痰	肺うっ血による漏出を意味し，心不全で認められる

《一般細菌検査》

- 肺炎の診断に有用で，「塗抹検査」「培養検査」「薬剤感受性検査」を行う．
- 膿性痰では多核白血球が観察され，唾液などの不良検体では口腔内由来の上皮細胞が多数観察される．
- ブドウ球菌，肺炎球菌，モラクセラ・カタラーリス，インフルエンザ菌，肺炎桿菌などは，形態や染色性から推定が可能である．
- これらの菌が，多数の多核白血球とともに多数認められるときや，多核白血球による貪食像が認められるときは，起炎菌である可能性が高い．
- 特定の菌が確認されずに多核白血球を多数認めるときは，結核，肺真菌症，非定型肺炎を疑う．
- 細菌と多核白血球の両者とも少ないにもかかわらず，気道由

ココがポイント！ 咳・痰が続く患者をみたら，結核を疑い，必ず抗酸菌検査を行う！　塗抹陽性結核は隔離！

来の線毛細胞を多数認めるときは，ウイルス感染も念頭に入れておく．
- 誤嚥性肺炎では，多彩な菌と上皮細胞，多数の白血球を認める．

《抗酸菌検査》
- 主に結核（非結核性抗酸菌症も含む）の診断に用いられる喀痰検査であり，諸検査に迅速性が求められる．
- **塗抹検査**
  - 抗酸菌の検出が可能な検査であるが，観察された菌が結核菌か非結核性抗酸菌症かはわからないため，後述する遺伝子検査で判定する．
  - 結核で塗抹検査が陽性の場合，排菌陽性すなわち「感染性」ありと判断されるため，隔離病棟への移送が必要となる．
  - CDCでは，喀痰提出後24時間以内でできるだけ迅速に塗抹検査結果を主治医に報告するよう勧告されている．
- **培養検査**
  - 喀痰中の菌がごく微量でも，検査室で培養し菌を分裂増殖させれば陽性となる．
- **遺伝子検査（核酸増幅法）**
  - 喀痰を用いた遺伝子検査のうち最も広く行われているのは，結核菌に特異的なDNAを増幅して検出する結核菌群PCR（polymerase chain reaction）法である．

《その他の培養・特殊染色検査》
- マイコプラズマ，レジオネラ，真菌，ウイルスなどは，それぞれに特有の培地を用いる．
- ニューモシスチス肺炎では，細胞診が有用である．

《細胞診》
- 主に悪性腫瘍の病理診断に用いられる．ただし，肺病変を構成する細胞を細かく観察する検査であるため，癌以外の疾患における細胞成分の分析（気管支喘息や好酸球性肺炎における喀痰好酸球の検出）にも大いに利用される．
- ニューモシスチス肺炎や気管支肺真菌症などの感染症の病原体診断にも用いられる．

●喀痰検査の看護のポイント

採取方法
- 採取前には食物残渣や口腔内の常在菌の混入を防ぐため，水や生理食塩水でよく含嗽させる．
- 深呼吸をして強い咳をすると喀出しやすい．
- 採取後もうがいをさせる．
- 自己喀出できない患者は口腔内を清潔にした後，吸引し採取する．
- 良質な喀痰が採取できたかを必ず目で確認する．
- 病原体検査の場合は可能な限り抗菌薬投与前に採取する．
- 喀痰は比較的起床時に出やすい（ただし個人差はある）ので，容器は前日に渡しておくとよい．
- 痰を喀出しづらい場合は，咳を誘発させるために3％の高張食塩水を吸入させるとよい（喀痰誘発法）．

注意
- 病原体検査の場合は，雑菌の繁殖により病原菌の同定が困難になる場合があるため，採取した痰は直ちに送付する．
- 検査室へ提出するまでに時間がかかる場合は，乾燥させないようにし，暗所，冷蔵室に置く（4℃以上にしない）．なるべく検査室にある所定の保存室に置く．
- 微生物検査用検体を保存する場合は，冷蔵または凍結し暗所保存とする．

その他
- 容器には2種類ある．
- **病原体検査用**：滅菌されている．
- **細胞診用**：保存液入り容器を用いることがある．
- 細胞診の検体では時間がかかると細胞が変性するので，その場で標本をつくることもある．

血液・尿検査

目的
- 主な臨床検査項目（表1）により，患者の一般状態，貧血，腎障害の有無などがわかる．
- 感染症の診断（確定・補助）や治療効果判定，腫瘍の補助診断や治療効果判定（腫瘍マーカーなど）幅広く利用される．

■表1 呼吸器科における基本的な血液・尿検査項目
- **尿検査**：肺炎球菌尿中抗原，レジオネラ尿中抗原
- **血液一般検査**：白血球数，白血球分画，赤血球数，ヘモグロビン，血小板数など
- **凝固・線溶系検査**：PT，APTT，フィブリノーゲン，FDP，D-ダイマー
- **血液生化学検査**：LDH，CRP
- **腫瘍マーカー**：CEA，SLX，CYFRA，SCC，NSE，Pro-GRP，ICTP，KL-6など
- **免疫学的検査**：免疫グロブリン（IgG，IgM，IgA），RF，抗核抗体，ANCA，ACE，特異的IgE検査など
- **動脈血液ガス分析**：pH，PaO_2，$PaCO_2$，HCO_3^-，BE

方法
■静脈採血（採血の仕方，p.211参照）
- 採血部位は，肘窩，手背，足背などの皮静脈が主に用いられる．
- 駆血帯は締めすぎず，ゆるめすぎず，採血部位を温めると，血管が怒張しやすくなる．
- 血液は常に感染のリスクがあると認識し，採血時は必ず手袋を着用する（標準予防策）．

読み方
1. 感染症に関する検査
- 呼吸器感染症における血液・尿検査は，病原体の診断や重症度の目安，治療効果判定などに有用である．
- **CRP**：「炎症反応」を示す代表的な項目である．臓器特異性はないが，呼吸器科領域では特に肺炎の補助診断と治療効果判定のために幅広く利用される．しかし，感染症以外の膠原病や腫瘍性疾患，心筋梗塞，手術後など，非特異的な炎症でも上昇する．
- **血液培養**：左右静脈から無菌的に2セット採取する．血液は本来無菌であるため，血液培養で検出された菌は基本的に起炎菌とみなされる．しかし，採血時に表皮から菌が侵入してしまう（コンタミネーション）可能性があるため，採血は慎重に行う．

- **感染症迅速診断キット（表2）**：インフルエンザ，肺炎球菌，レジオネラ，マイコプラズマの迅速診断がよく用いられる．

■表2 感染症迅速診断キット

目的とする病原体	検体	検査内容
インフルエンザ	鼻腔・咽頭ぬぐい液	抗原検出
肺炎球菌	尿	尿中抗原検出
レジオネラ	尿	尿中抗原検出
マイコプラズマ	血清	血清IgM抗体

2. 悪性腫瘍に関する検査

- 肺悪性腫瘍と関連する腫瘍マーカーを表3に示す．
- **CEA**：肺癌以外でも，消化器癌（胃・大腸，胆膵），甲状腺髄様癌，乳癌などで上昇する．非腫瘍性疾患でも，肺炎，気管支炎，結核，肝疾患など，またヘビースモーカーや新生児，加齢によっても上昇する．病初期には正常のことが多く，早期診断には向かないが，治療効果判定や再発のモニターとして有用である．
- **SCC，CYFRA**：いずれも扁平上皮癌に特異性が高いが，炎症性疾患でも上昇しうる．
- **pro-GRP**：小細胞肺癌に特異性が高く，補助診断，効果判定，再発の指標となる．

■表3 肺悪性腫瘍に関連する主な腫瘍マーカー

- **小細胞肺癌**：Pro-GRP，NSE
- **腺癌**：CEA，SLX
- **扁平上皮癌**：SCC，CYFRA

3. 膠原病，アレルギー性疾患に関する検査

- **免疫グロブリン**：IgG，IgM，IgA，IgD，IgEの5種類がある．
- **リウマトイド因子，抗核抗体，自己抗体（表4）**：膠原病や類縁疾患の診断補助，活動性の判定に有用である．

■表4 リウマトイド因子，抗核抗体，自己抗体など

- 関節リウマチ：リウマトイド因子
- 全身性エリテマトーデス（SLE）：dsDNA，ssDNA，Sm
- シェーグレン症候群：SS-A，SS-B
- 全身性硬化症（強皮症）：Scl-70
- 多発筋炎，皮膚筋炎：Jo-1
- チャーグ-ストラウス症候群：P-ANCA
- ウェゲナー肉芽腫症：C-ANCA
- サルコイドーシス：ACE（血清アンギオテンシン変換酵素）

動脈血液ガス分析

目的
- 血液を分析し，生命維持にかかわる重要な値を把握することで，ガス交換能力の査定，ガス交換障害部位の特定，酸塩基平衡の状態を診断する．

方法
【採血】
- **採血部位**：鼠径部（大腿動脈），手首（橈骨動脈），肘（上腕動脈）など．
- 体位を決め，その姿勢でしばらく安静を保持した後，採血する．通常は医師が行う．採血後の穿刺部は5分以上，圧迫止血する．
- 酸素投与量や人工呼吸器の設定を変えたときは，定常状態になるまで20〜30分待ってから採血する．

【測定】
- 検体の気泡を追い出し，15分以内に測定する．どうしても採血から測定まで20分以上かかる場合はシリンジを冷蔵または氷冷水につけておく．冷凍室に入れてはいけない．

読み方
- 血液ガス分析により測定される項目を**表1**に示し，血液ガスの正常値を**表2**に示す．
- 肺胞換気能と酸素化能をみる指標として，$PaCO_2$，PaO_2，酸塩基平衡がある．

■表1　血液ガス分析結果の項目

血液ガス測定器が直接測定するもの	● PaO_2（動脈血酸素分圧）[*1] ● $PaCO_2$（動脈血二酸化炭素分圧）[*1] ● pH
血液ガス測定器が計算して求めるもの	● SaO_2（動脈血酸素飽和度）[*2] ● HCO_3^-（重炭酸イオン） ● BE（base excess，塩基過剰）
以上の結果にほかの臨床データを加えて計算して求めるもの	● A-aDO$_2$（肺胞気-動脈血酸素分圧較差）[*3] ● シャント率 ● 心拍出量など

[*1]：Pは圧力（pressure），aは動脈（arterial）．
[*2]：Sは飽和（saturation），aは動脈（arterial）．
[*3]：Aは肺胞（alveolar），aは動脈（arterial），Dは較差（difference）．

> **ココがポイント！** 血液ガス所見から，換気の状態だけでなく，酸塩基平衡の診断もできる！

■表2　室内空気呼吸下での動脈血液ガスの基準値

pH	7.36〜7.44
$PaCO_2$	36〜44Torr
PaO_2	70〜100Torr[*]
HCO_3^-	22〜26mEq/L
SaO_2	95〜98%

[*]加齢によって低下する.

1. $PaCO_2$

- 血中に二酸化炭素を溶解させる圧力を示したもの.
- 二酸化炭素は血漿中に溶けて運ばれるので，この値がそのまま血中の二酸化炭素の量を反映する．二酸化炭素は血液から肺胞に出ていきやすいため，換気が正常であれば，血中から除去される.
- $PaCO_2$が低ければ有効な換気が多く，$PaCO_2$が高ければ有効な換気が少ない.

2. PaO_2

- 血液中に酸素を溶解させる圧力を示したもの.
- 二酸化炭素と異なり，酸素の大部分はヘモグロビンと結合して運ばれるため，この値がそのまま動脈血中の酸素の量を表しているわけではない.

【PaO_2とSaO_2の関係】

- SaO_2は酸素と結合したヘモグロビンの割合を示している．PaO_2を横軸，SaO_2を縦軸にグラフを描くとS字状になる（図1）.
- 図1からわかるように，ヘモグロビンは酸素分圧の低い末梢の組織で酸素をたくさん手放し，酸素分圧の高い肺で酸素をたくさん集めている.
- ただし，酸素分圧がいくら高くても，酸素飽和度がいくら高くなっても，酸素を運ぶヘ

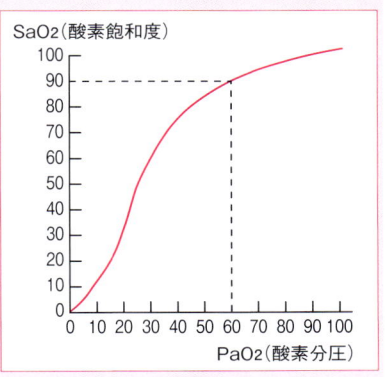

■図1　動脈血酸素解離曲線

読み方

モグロビンが少なかったり,きちんと心臓から血液が送り出されなかったりすれば,酸素を組織に運ぶことはできない.

【PaO2低下の原因】

- PaO2はPaCO2と異なり,換気が少ないことだけでなく,いろいろな原因で低下する.低下の原因を**表3**に示す.

■表3 PaO2低下の原因

原因	内容	状態
肺胞低換気	換気が減ることでPaO2が減り,PaCO2が増える状態	● COPD ● 呼吸抑制をきたす薬物 ● 神経筋疾患
換気血流比不均等	換気の悪い部分に血液が多く流れ,換気のよい部分に血流が少なくなる状態	● COPD ● 肺血栓塞栓症 ● 肺炎 ● 肺水腫 ● 喘息 ● 間質性肺炎 など
シャント	換気が行われていない部分に血液が流れ,血液のガス交換ができない状態	● 無気肺 ● 重症肺炎 ● 肺動静脈瘻 ● シャント性心疾患
拡散障害	肺胞から血液に酸素が拡散していかない状態	● 間質性肺炎など

3. 酸塩基平衡

【酸塩基平衡を理解するための用語解説】

- **アシデミア**:血液のpHが7.36未満の状態.
- **アシドーシス**:pHを下げる,つまりアシデミアに傾く異常な過程(病態)のこと.
- **アルカレミア**:血液のpHが7.45以上の状態.
- **アルカローシス**:pHを上げる,つまりアルカレミアに傾く異常な過程(病態)のこと.

【pHを一定に保つシステム】

- 生体には体内のpHを一定に保つためのシステムがある.
- pHは次の①式で求められる.

$$pH \fallingdotseq \frac{HCO_3^-}{PaCO_2} \cdots ①$$

- 肺ではCO2が排泄され(①式の分母の値が変化),腎臓ではHCO3⁻が再吸収されている(①式の分子の値が変化).肺と腎臓の働きがpHバランスの鍵を握っている.
- 例えば,何らかの要因で最初にHCO3⁻が変化した場合(アシドーシスやアルカローシスが起きた状態),体は肺でのPaCO2を代償的に変化させること(二次的代償)でpHを正常に戻そうとする.逆もまた同様である.
- 酸塩基平衡異常には,**表4**に示す4つの状態がある.

読み方

■表4 酸塩基平衡異常

酸塩基平衡異常	一次的変化	二次的代償
呼吸性アシドーシス	有効な換気が減ると動脈血中の$PaCO_2$が増加し，血液が酸性に傾く	腎臓でのHCO_3^-の再吸収を増やす
呼吸性アルカローシス	有効な換気が増えると動脈血中の$PaCO_2$が減少し，血液がアルカリ性に傾く	腎臓でのHCO_3^-の再吸収を減らす
代謝性アシドーシス	HCO_3^-が減少し，血液が酸性に傾く．原因としては腎不全，糖尿病性アシドーシスなど	換気を増やして，CO_2の排泄を促す
代謝性アルカローシス	HCO_3^-が増加し，血液がアルカリ性に傾く．嘔吐による大量の胃酸喪失時などに生じる	換気を減らす

●動脈血液ガス分析の看護のポイント

検査前
- 患者に動脈血採血を行うことを説明し，採血30分前から安静臥床を促す．
- 体位によって，肺胞換気量や肺血流量が変化し検査値が変動するため，同一体位で採血できるよう促す．
- 酸素療法を受けている患者は，30分前から正確に酸素条件を整え，安静臥床した後に検査を行う．
- 検査値が変動するため，検査前には吸引しない．
- 穿刺部位の消毒のためにアルコール綿を準備する．

検査後
- 患者の呼吸状態，チアノーゼなどを観察する．
- 採血後は，穿刺部位を3～5分程度圧迫止血する．
- 十分に止血しないと皮下に内出血を起こすので，注意が必要である．特に出血傾向のある患者については長時間止血し十分注意する．

パルスオキシメータ

- 動脈の拍動を利用してSpO₂（動脈血の酸素飽和度〔oxygen saturation〕）が測定できる．いつでも，どこでも，誰でも測定でき，夜間の低酸素状態や運動負荷時にも対応できることから，状態に応じた酸素吸入量の決定，変更に不可欠な機器．
- SpO₂のSは飽和する（saturate），pは経皮的（percutaneous）の略．

目的
- 瞬時かつ連続的に患者の酸素飽和度を測定するとともに状態に応じた酸素吸入量を決定する．

注意
- 指先に巻きつける粘着型のプローブは長時間の測定に適しているがテープで巻くため，血流が低下したり壊死を起こしたりすることがある．特に循環動態の悪い患者には注意する．少なくとも8時間に一度は装着部位を変更する．

読み方
- 血液ガスとの対比を示す（**表1**）．

■表1　酸素飽和度（SpO₂）と酸素分圧（PaO₂）の関係

SpO₂（％）	75	85	88	90	93	95
PaO₂（Torr）	40	50	55	60	70	80

- おおよそSpO₂90％でPaO₂が60Torrであることは覚えておく．
- 健常人のSpO₂は96〜99％である．
- 慢性呼吸不全患者では，症状が安定していたときからSpO₂が3〜4％程度低下していれば急性増悪を疑う．
- 体温上昇，pH低下，PaCO₂増加時はヘモグロビンの酸素解離曲線が右へシフトするためPaO₂は同じでもSpO₂は低くなる（次頁，**図2**）．
- パルスオキシメータはPaCO₂やpHを測定できないためSpO₂の値が良好であっても呼吸状態が良好とは限らない．SpO₂を過信しないこと．

【検査が不適当ないし測定値に誤差が出るケース】
- プローブがはずれている，体動がある．

ココがポイント！ 指先に巻きつける粘着型のプローブは少なくとも8時間に一度は装着部位を変更する！

MEMO
パルスオキシメータの原理

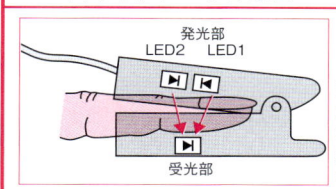

■図1 パルスオキシメータプローブの構造
LED1およびLED2から発光され組織を透過した光が受光部で検出される.

- プローブの発光部から2つの光（赤色光と赤外光）が放出される（図1）．光はヘモグロビンにより一部吸収され，それぞれの光の吸光度に差が出る．その差からSpO_2（酸素飽和度）が求められる.
- 情報は指先などを通る動脈から取り出し，SpO_2と心拍数を求める.
- PaO_2（動脈血酸素分圧）とSpO_2との関係は図2のとおりである．特に①〜④の代表的な4点は覚えておくとよい.

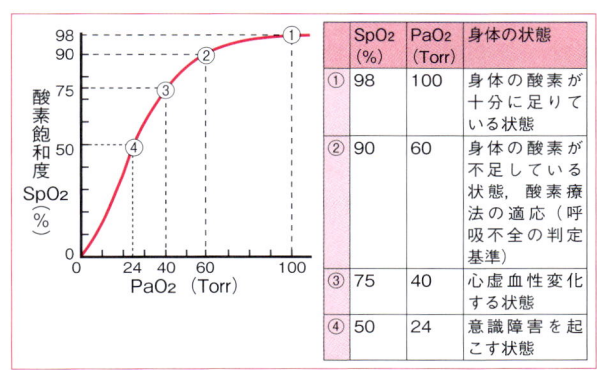

	SpO_2 (%)	PaO_2 (Torr)	身体の状態
①	98	100	身体の酸素が十分に足りている状態
②	90	60	身体の酸素が不足している状態，酸素療法の適応（呼吸不全の判定基準）
③	75	40	心虚血性変化する状態
④	50	24	意識障害を起こす状態

■図2 酸素解離曲線とその特徴
酸素解離曲線とは各酸素分圧でヘモグロビンの何％が酸素と結合しているかを示す.

《発展の経緯》

- 日本の青柳卓雄博士［日本光電工業（株）］が測定原理を発明し，飛躍的に麻酔管理が発展した.

読み方
- 指先に十分な拍動が感知されないショックや末梢循環不全に陥っている.
- 三尖弁閉鎖不全や気道内圧の上昇で静脈波が大きい.
- 同側の腕で血圧を測定している.
- 爪にマニキュアが塗られている.
- 足の爪は指より厚く光の通過が障害されるため感度は低下.
- 火災などで一酸化炭素中毒になっていると実際より高値.
- メトヘモグロビン血症などの異常ヘモグロビン血症は実際より低値.

●パルスオキシメータの看護のポイント

検査前
- 患者に対し,検査についてのオリエンテーションを行う.
- 測定誤差や熱傷,圧損傷,感染を防止するため,器具の点検を行う.

検査中
- 定期的に器具の点検,整備,清掃.
- 装着部の観察(熱傷,圧損傷,汚れ).
- 定期的にセンサ貼付部位を変更する.
- 手浴を適宜行う.
- 誤差要因・安全限界点(前頁,図2)を把握し,患者の状態を評価する.

《アセスメントのポイント》
- 単純にSpO_2の数値のみで判断しない.
- ベッドサイドで患者の状態も把握し,数値の妥当性を確認.
- おかしいと思ったときは血液ガスをチェックする.

《やってはいけないこと,おかしいと思ったら》
- 測定値が不安定になったからといってきつく巻いてはいけない.血流を阻害し,ますます測定が困難になる.そのため,一度はずしてみて次のようなことを考える.

①プローブが正しく装着されているか確認する.
  - 測定原理から考えて,発光部と受光部が正しく向かい合うように装着し直す.

②末梢循環を確認し,適宜,装着部位を変える.
  - **触る**:冷たくないか.
  - **見る**:色が悪くないか.
  - **計器を見る**:脈波と心電図波形が同調しているか.

検査中
- **再確認**：昇圧剤が入っていないか.
③色がよく爪を押してもピンク色の場合，器具を点検する（プローブの発光部と受光部の汚れや遮光の量など）.

検査後
- 装着は患者にとって拘束感を伴う．いつまでも不必要に装着しない．

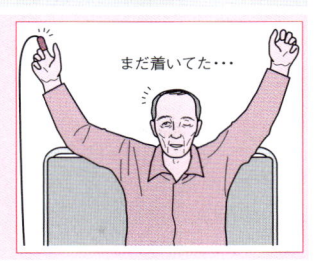

まだ着いてた…

MEMO

SpO2の値が安定しないときに考えること

　SpO2の数値が安定しない場合，その数値は信頼性に欠けるので看護記録に記載してはならない．そもそも，SpO2の測定には測定部位（爪の下）に拍動する動脈血流がある必要がある．SpO2の数値が安定しない場合は，この部位の「血流」か「血管拍動」の両方あるいは一方が乏しいことを意味している．つまり末梢循環が安定していないのである．このような場合には，患者の血圧と体温を測定しながら手先・足先にチアノーゼがないか，冷たくないかを観察して欲しい．SpO2の値自体はあてにならないが，それによって「末梢循環不全があるという」病態を知ることができる．ちなみに極端な貧血の患者のデータも信頼性がないとされている．

カプノメータ

目的
- 呼気中のCO$_2$濃度（％）または分圧（mmHg）を測定する．
- 人工呼吸中と抜管後の患者の全身管理をする．
- 正しく気管内に挿管されたか確認するため．

用語・方法
- **カプノメトリ**：カプノメータ（図1）で呼気中のCO$_2$濃度を測定する．
- **カプノグラム**：呼吸中のCO$_2$濃度を経時的に測定しグラフ化したもの（図2）．

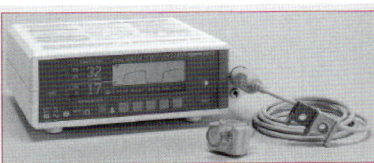

■図1　カプノメータ（フクダ電子株式会社）

- 取扱説明書を参照し，メンテナンスをする．
- 方式の特徴（表1）を考慮し，型の選択をする．
- **メインストリーム型**：正確なCO$_2$波形が必要な場合など．
- **サイドストリーム型**：気道部分にかかる重量を軽くしたい場合など．

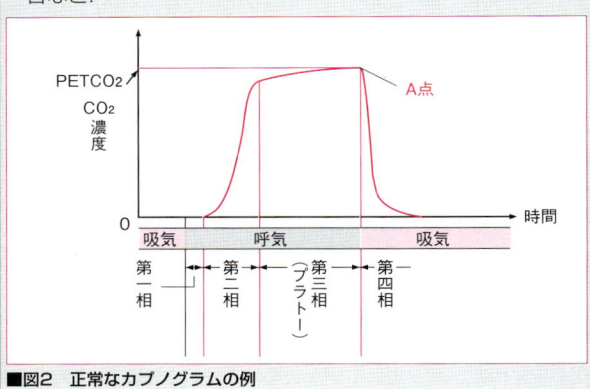

■図2　正常なカプノグラムの例

（縦軸：CO$_2$濃度，PETCO$_2$，A点／横軸：時間，吸気・呼気・吸気，第一相・第二相・第三相（プラトー）・第四相）

ココがポイント！
- 数値，波形だけで判断せず，ベッドサイドで患者の状態を把握し，数値の妥当性を確認！
- おかしいと思ったときは血液ガスでチェック！

■表1 メインストリームとサイドストリームの違い

	メインストリーム	サイドストリーム
呼気ガスの測定方法	センサーを呼吸器回路に直接取りつけ，そこで測定する	呼吸器回路からサンプルガスを細いチューブで抜き取り，本体センサーで測定する
測定時期	リアルタイム	数秒遅れる
カプノグラム	正確	なまりを生じる
重量と大きさ	大きい，重い	小さい，軽い（チューブ）
死腔	やや増える	ほとんど増えない
センサー部の汚れ	口元プローブの痰などによる	サンプリングチューブの結露による

- 付着物（分泌物，水）を除去し，正確に測定する．
- 交差感染に注意をはらう．
- 各機種の所定の方法で定期的に校正を実施する．

- CO_2濃度はパーセント（％）または分圧（mmHg，kPa）で表示．
- 正常のグラフの範囲：0〜5％程度（40mmHg＝約5.3％，約5.3kPa）．
- $PaCO_2$を推定する．その際，グラフ中のA点（**図2**）が$PETCO_2$と近い値を示すことを目安にするとよい．
- 一呼吸ごとのカプノグラムの波形の異常，トレンドの異常などから，患者や人工呼吸器の状態を把握する．

《正常なカプノグラム》（図2）

- カプノグラムの波形は4つの相に分けられる（**表2**）．

■表2 カプノグラム波形の4つの相

第一相	呼気の始まり	気管チューブや気道などの死腔部分の呼出時で，CO_2がまだ上昇しない部分
第二相	肺胞気の呼出の始まり	CO_2が急上昇する部分
第三相	肺胞気プラトー	CO_2が一定になる部分．$PETCO_2$を測定し，これが$PaCO_2$推定値となる
第四相	呼気が終わり吸気の始まり	CO_2が急降下し，0になる部分

《異常なカプノグラム》

- 異常なカプノグラムの例を**図3**と**図4**に示す．

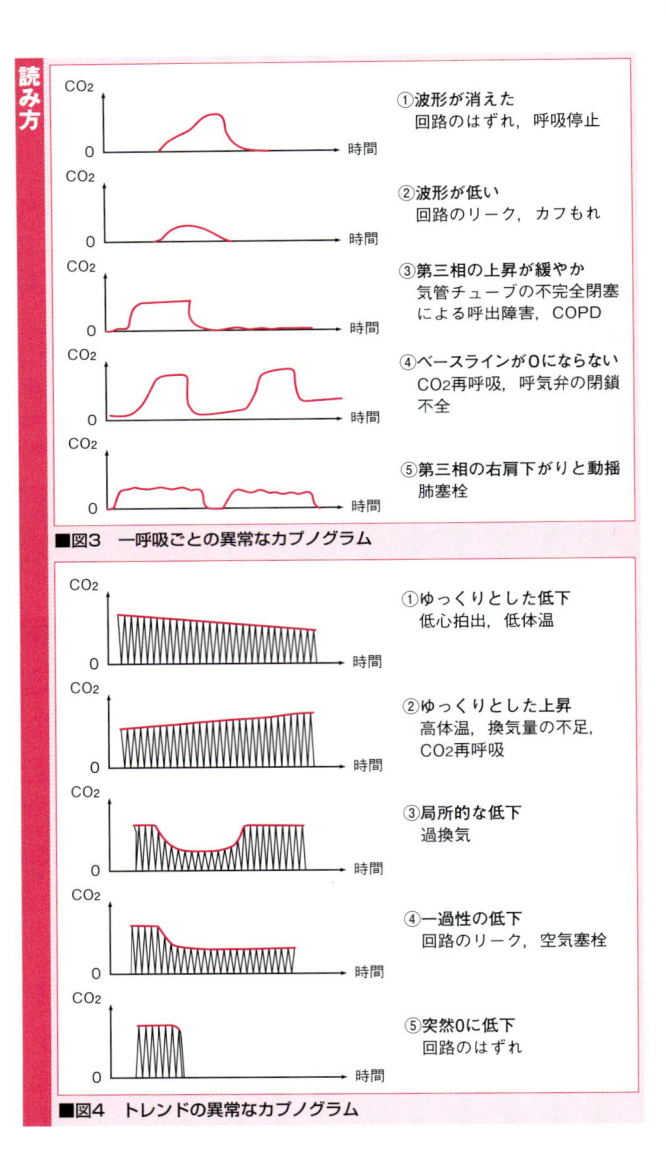

読み方

①波形が消えた
　回路のはずれ，呼吸停止

②波形が低い
　回路のリーク，カフもれ

③第三相の上昇が緩やか
　気管チューブの不完全閉塞による呼出障害，COPD

④ベースラインが0にならない
　CO_2再呼吸，呼気弁の閉鎖不全

⑤第三相の右肩下がりと動揺
　肺塞栓

■図3　一呼吸ごとの異常なカプノグラム

①ゆっくりとした低下
　低心拍出，低体温

②ゆっくりとした上昇
　高体温，換気量の不足，CO_2再呼吸

③局所的な低下
　過換気

④一過性の低下
　回路のリーク，空気塞栓

⑤突然0に低下
　回路のはずれ

■図4　トレンドの異常なカプノグラム

4 治療と看護のポイント

- 外科的治療
- 化学療法
- 放射線治療
- 薬物療法
- 酸素療法
- 非侵襲的陽圧換気
- 呼吸リハビリテーション
- 人工呼吸器
- 栄養療法
- 胸腔ドレーン

■外科的治療
開胸術

目的
- 胸腔内疾患の治療のために行う.

適応
- 肺癌,気胸,血気胸,胸膜中皮腫,縦隔腫瘍,胸膜腫瘍,胸部外傷など.

方法

■側臥位(図1)
- 後側方切開,前方腋窩切開,前側方切開,腋窩開胸などの方式がある.

《開胸》
①第4か第5肋間に合わせて皮膚切開し,筋肉(広背筋・前鋸筋)の切開と剥離を行う.
②肋骨上縁で肋開筋を切開し,胸膜をメス,はさみで切開,開胸となる.

《閉胸》
①胸腔内の止血,空気の漏れがないことを確認する.
②胸腔ドレーンを挿入する.
③肋骨とその上の肋骨下縁を縫合糸で閉じる(図2).
④筋肉を縫合した後,皮下組織・皮膚を縫合する.

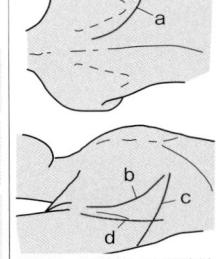

■図1 側臥位での開胸法
a:後側方切開,b:前方腋窩切開,c:前側方切開,d:腋窩切開

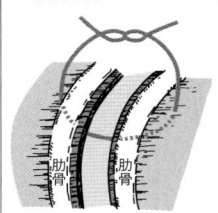

■図2 閉胸時の糸のかけ方

■仰臥位
- 胸骨正中切開などの方式がある.

《開胸》
①胸骨上縁から剣状突起にかけて皮膚を切開する(図3).
②皮下結合組織から胸骨付着部までを切開する.
③胸骨裏面を上下方向で剥離する.
④骨鋸で胸骨を切開する.

《閉胸》
①胸腔内の止血,空気の漏れがないことを確認する.
②胸腔・胸骨下ドレーンを挿入する.
③胸骨ワイヤーで胸骨を閉じ,皮下組織・皮膚を縫合する.

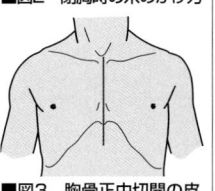

■図3 胸骨正中切開の皮膚切開線

■外科的治療
胸腔鏡・縦隔鏡

目的
- **胸腔鏡**：縦隔や胸腔内病変に対しての治療や生検に用いる.
- **縦隔鏡**：気管周囲のリンパ節腫大をきたす疾患の検査に用いる.

適応
- **胸腔鏡**：肺内病変（肺癌・良性腫瘍など）や縦隔腫瘍. 基本的に片肺換気ができる呼吸機能が必要.
- **縦隔鏡**：肺癌, サルコイドーシス, 悪性リンパ腫など.

方法

■**胸腔鏡（図4）**
- 約5～30mm程度のポート孔を3～4か所つくり, 胸腔内にカメラ, 鉗子, 反鋏, 電気メス, 自動縫器を挿入し, 操作する.

■**縦隔鏡**
- 全身麻酔下で, 頸部を十分に伸展させ, 胸骨上窩から約2横指口側で縦隔鏡を挿入し, リンパ節を生検する.

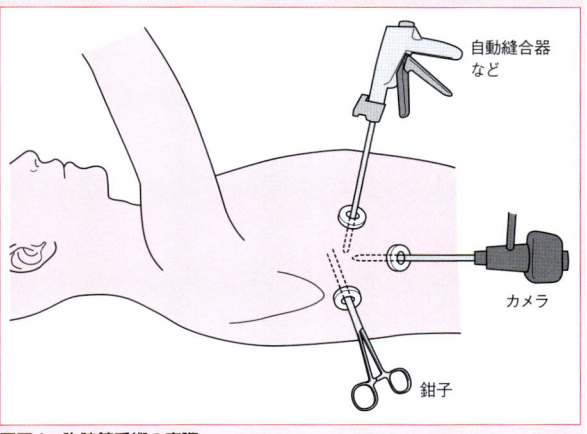

■図4 胸腔鏡手術の実際

> **ココがポイント！** 各施設において, さまざまな開胸方式がある. 個々の施設の方式を勉強しよう！

●外科的治療の看護のポイント

術前
- 術前の全身状態の観察・管理を行う.
- 術前オリエンテーション（禁煙指導，術前術後の経過の説明，必要物品の準備，呼吸練習の説明と実施）を行う.

術後

【術後合併症に対する注意点】

1. 呼吸不全
- 低肺機能・術後疼痛による呼吸抑制，横隔膜挙上による換気障害，無気肺，術後肺炎の重篤化により起こる.
- 呼吸状態（呼吸数・呼吸音・呼吸様式），SpO_2値の観察，十分な疼痛コントロールを行い，深呼吸を促す.
- 医師の指示により，酸素投与や人工呼吸器管理を行う場合がある.

2. 術後出血
- 胸腔ドレーンからの排液が血性で1時間100mL以上の場合は医師へ報告. 術後6〜8時間以内の出血が多くみられ, 場合によってはショックに陥る. 排液量と性状を観察し, 循環動態にも注意する.
- 片肺全摘後は，圧迫止血する残存肺がないため，止血がしにくい傾向にある.

3. 無気肺・肺炎
- 痰の喀出や深呼吸がうまくできない場合に無気肺を起こしやすい. 肺炎は無気肺や誤嚥に続いて生じる.
- 高齢者や喫煙者, 肥満者はハイリスク.
- 両肺の呼吸音, 喀痰, 咳嗽, 発熱の有無を注意して観察. 無気肺・肺炎像がないか, 胸部X線写真も参考にする.
- 疼痛をコントロールし，早期離床をはかる. 呼吸訓練の継続や1日4回のネブライザーの実施，排痰の援助，1回換気量を増やす訓練を行う.
- 口腔ケアを行い, 口腔内の清潔を保つ.

4. 不整脈
- 術直後〜術後3日目までに発症することが多い.
- 冷汗や立ちくらみ, 胸部不快などの自覚症状に注意し, 水分バランスの管理を行う.
- 動悸, 胸部不快が出現したときには，バイタルサインの測定，12誘導心電図をとり，モニター心電図を装着する.

術後

5. 肺塞栓・肺梗塞
- 術後安静による静脈血流のうっ滞や手術侵襲による凝固能の亢進が原因としてあげられる．脱水がこれを助長するため，水分管理に注意する．
- 術後初回歩行時に最も注意が必要である．
- 突然の呼吸困難，胸痛，チアノーゼ，SpO_2値の低下，頻脈に注意する．ショック状態になることもある．
- 術前から弾性ストッキングを着用して防止に努める．

6. 肺瘻・気管支瘻
- 肺切除後特有の合併症であり，残存肺や気管支断端部から空気が漏れる．
- 胸腔ドレーンからの空気漏れの観察．
- 気管支瘻から膿胸や肺炎，胸腔内出血をきたす可能性がある．

7. 膿胸
- 術後1週間以降に発症することが多い．
- ドレーン挿入部の清潔管理，ドレーンからの排液の性状の観察，喀痰や熱型の観察を行う．
- 発症すると，治癒に時間を要し，再手術を行う必要も生じる．

8. 肺水腫
- 肺のうっ血により，肺血管外水分が漏出し，肺胞腔内に水分が貯留した状態．
- 低酸素血症や呼吸困難，泡沫痰，発汗，チアノーゼがみられ，湿性ラ音が聴取されれば肺水腫も考え，バイタルサインを厳重にチェックする．

【片肺全摘術後のドレーン管理】
- 通常の持続吸引圧では圧が高すぎて縦隔偏位を起こすため，常に2本のペアンでクランプし1〜2時間ごとに開閉して排液の性状を観察する．クランプの開閉は医師の指示に従う．

外科的治療

気管支動脈塞栓術 (BAE)

目的
- 大量に喀血した際，緊急止血を目的に行われる．

適応
- 気管支拡張症，気管支炎，肺癌，癌の気管支転移，肺炎，肺結核など．また，肺うっ血，肺水腫，肺胞出血がみられる疾患．

方法
- 血管造影下で放射線科医により行われる．
- 大腿動脈からカテーテルを入れ，気管支動脈にアクセスする．
- 出血している血管の基部にゼラチンスポンジなどを注入して，止血する．

●気管支動脈塞栓術の看護のポイント

手術前
- 出棟前に静脈ラインの確保（左手）と尿道カテーテルの留置が必要である．
- 手術に準じ，心電図，血液型情報，薬剤アレルギー歴，同意書などを確認する．
- 手術が長引く場合には手術中に口の渇きや腰痛を感じることがあるので，手術中でも医師に訴えるように説明しておく．
- 手術当日の朝・昼食は絶食だが，通常内服している薬剤は少量の水で服用してもらう．
- 大腿動脈からカテーテルを入れるため，両側の鼠径部を剃毛．
- 出棟時に硫酸アトロピン0.5mgおよびアタラックス-P® 50mgを筋注する．
- 血管造影室には開始時間の10分前までに到着する．

手術後
- 手術後3〜6時間は床上絶対安静が原則である．
- 穿刺部止血のための砂嚢による圧迫は行わない．
- 穿刺側の下肢は伸展位，反対側の下肢は軽度の屈曲なら可．
- 床上安静解除後，穿刺部位の状態を確認し，圧迫固定を解除する．翌朝まで歩行禁止とし，基本的には床上ですごしてもらう．座位は可．
- なるべく水分の摂取を促す．
- 食事の可否は主治医の指示を受ける．

化学療法 (肺癌)

目的
- 多くの場合,治癒が難しいため,生存期間の延長や良好なQOL維持を目的とする.
- 放射線治療の併用時には根治を目的とする場合もある.

適応
- 病理学的に肺癌であり,TNM臨床病期(ステージ)が正しく評価され,抗癌剤の適応が確認されているもの.
- 患者に癌の自覚があり,患者の活動性が一定以上に保たれている(ECOG PSが0-1〔または2〕,p.125,表1参照).
- 主要臓器の機能が維持されている(肝,腎,心,骨髄).
- 患者が抗癌剤の副作用を理解できる.
- 感染症がない(または十分にコントロールされている).

方法
- 点滴(2剤,単剤),内服(分子標的治療薬も含む)など.

【各種薬剤の主な副作用と注意事項】

■ **CDDP (シスプラチン:ランダ®, ブリプラチン®など)**
[副作用]:腎機能障害,悪心・嘔吐,聴神経障害(用量依存性).
[注意事項]:投与前・後の十分な補液.投与前・直後の利尿剤使用を避ける.尿量を確保する(投与初日は3L以上,翌日以降も5日目までは2L以上).

■ **CBDCA (カルボプラチン:パラプラチン®)**
[副作用]:血小板減少症(骨髄抑制),腎機能障害.
[注意事項]:CDDPほどではないが腎機能障害は起こりうるため,補液,尿量の確保.

■ **TXT (ドセタキセル水和物:タキソテール®)**
[副作用]:好中球減少症(骨髄抑制),アナフィラキシー様反応,浮腫,体液貯留.
[注意事項]:1時間以上かけて点滴,タキソールと間違えない.

■ **TXL (パクリタキセル:タキソール®)**
[副作用]:重篤な過敏反応,ショック,好中球減少症(骨髄抑制),末梢神経障害(用量依存性),関節痛,筋肉痛,心毒性.
[注意事項]:過敏反応予防のため,必ずデキサメタゾン,ラニチ

> **ココがポイント!** 薬品は正しく用いれば薬だが不適切に用いれば毒となる.抗癌剤治療ではそれが顕著に現れる!

方法
ジン，ジフェンヒドラミンの前投与を行う．モニターでバイタルチェックをしながら3時間で点滴投与．副作用（骨髄抑制）が増強するため時間をかけすぎないようにする．

■**GEM（塩酸ゲムシタビン：ジェムザール®）**
副作用：好中球・血小板減少症（骨髄抑制），間質性肺炎．
注意事項：ラディエーション・リコール*1 を防止するため投与前後の放射線照射を避ける．胸部への同時放射線治療は禁忌．副作用増強のおそれがあるため30分で点滴する．

■**VNR（酒石酸ビノレルビン：ナベルビン®）**
副作用：汎血球減少症，間質性肺炎，虚血性心疾患，心機能障害，血管炎．
注意事項：10分以内での投与が望ましい．

■**CPT-11（塩酸イリノテカン：カンプト®，トポテシン®）**
副作用：白血球減少（骨髄抑制），下痢（コリン作動様の早期にみられるもの，腸管粘膜障害による遅発性のもの）．
注意事項：90分で点滴投与．下痢，腸管麻痺，腸閉塞，間質性肺炎，多量の胸水・腹水，黄疸の患者には禁忌．排便促進，腸内アルカリ化で重篤な下痢が予防できる．

■**VP-16（エトポシド：ラステット®）**
副作用：好中球・血小板減少症（骨髄抑制）．
注意事項：30分以上かけて点滴．

■**AMR（塩酸アムルビシン：カルセド®）**
副作用：好中球・血小板減少症，悪心・嘔吐，間質性肺炎，心毒性．
注意事項：アントラサイクリン系薬剤のため心機能障害に注意．

■**UFT®（ユーエフティ®）**
副作用：肝機能障害，下痢，腹痛，骨髄抑制．
注意事項：肝機能，血算をチェックしながら用いる．

■**TS-1®（ティーエスワン®）**
副作用：白血球減少症（骨髄抑制），肝機能障害，間質性肺炎．

■**ゲフィチニブ（イレッサ®）**
副作用：間質性肺炎，肝機能障害，下痢などの消化器症状，皮疹．
注意事項：間質性肺炎の出現は投与開始1か月以内のことが多い．良好な適応はアジア人，腺癌，女性，若年，非喫煙者．

---

*1 radiation recall：放射線治療後の薬剤投与によって照射野に一致した炎症反応が誘発される現象を指す．

方法
【投与減量・中止基準】
- 効果判定上PD*2となったとき中止する.
- 副作用上の中止または減量基準：プロトコールにより多少異なるため，そのつど確認する.

●化学療法の看護のポイント

治療前
- 使用される抗癌剤により副作用が異なってくるため，副作用とその対処法を熟知しておく.
- 事前に患者にオリエンテーションを行い，副作用の早期発見につながるよう患者の協力を得ておく.

治療中
- パクリタキセル（タキソール®），VP-16（ラステット®）は点滴ラインに吸着を起こすため，専用の点滴ラインを用意する.
- 抗癌剤投与前は，ヘパリン生食などで血液の逆流を確認し，点滴ラインが確実に血管内に挿入されているかをチェックする.
- 頻回に訪室し，副作用の確認と点滴の速度確認を行う.
- 抗癌剤内服治療では飲み忘れや過剰服用がないよう管理する.

【急性の副作用の確認】
1. **アナフィラキシーショック**
- 投与直後にショック症状を呈することがまれにあるため，初回投与時は患者のそばを離れず全身状態の観察を行う. 異常時は速やかに医師へ報告する.
2. **悪心・嘔吐**
- 制吐剤の投与，食事の工夫，環境整備を行う.
3. **漏出性皮膚障害**
- 抗癌剤が漏出した場合には速やかに医師へ報告し，指示に従ってステロイド軟膏塗布，リバノール湿布の施行，ステロイドの局注を行う（次頁，医師からのワンポイント参照）.
4. **腎機能障害**
- シスプラチンは腎障害を引き起こすことがあるため，水分の出納バランス，体重の増減，浮腫の確認を行う.
5. **下痢**
- 塩酸イリノテカン（CPT-11：カンプト®）は重篤な下痢をきたすことがあるため，排便の性状を確認し，医師と連携を取って下剤の調節や止痢剤の投与を行う.

*2 progressive disease（進行）. 効果判定基準（RECIST）にのっとって評価し，20%以上の増大を認めた際にPDとする.

治療後

【遅発性の副作用の確認】

1. 悪心・嘔吐
- 急性の副作用に準じる（上記）．

2. 漏出性皮膚障害
- 抗癌剤漏出による皮膚障害は，数時間〜数日後に現れるため，処置の継続だけでなく，皮膚状態・疼痛の状況を観察し，悪化しているようなら医師へ報告する．

3. 骨髄抑制
- 抗癌剤投与後10〜14日で白血球・好中球・血小板数が最低値となることが多い．検査データのチェック，感染徴候や出血状況の観察を行う．
- 感染予防行動に励むよう，また，貧血に伴う転倒・打撲・外傷に注意するよう，説明・指導を行う．

4. 末梢神経障害
- 多くは可逆性であるが異常が残る場合もある．味覚異常やしびれなどの症状に合わせて食事の変更や日常生活の支援を行う．

5. 脱毛
- 脱毛は一時的で，毛髪は再生することを理解してもらう．環境の整備を行い，精神面への援助とともに，かつらやバンダナ着用などの情報を提供し，不安や苦痛に対応する．

6. 肺障害
- イレッサ®の副作用で発症する間質性肺炎によって死に至る場合も報告されており，呼吸困難感の出現，咳嗽の出現・増強，発熱がみられた際には速やかに医師へ報告する．

7. 皮膚障害
- 皮膚に発疹や乾燥，瘙痒，痤瘡が出現することがある．医師へ報告し，必要時には軟膏を塗布する．

医師からのワンポイント

点滴中の抗癌剤漏出がわかったら！

- 直ちに抗癌剤投与を中止する．
- すぐに留置針を抜かず，挿入中の留置針に陰圧をかけて可能な限り薬剤を吸引・回収してから針を抜去する．
- 医師へ報告し，ステロイド（ソル・コーテフ®100〜200mg）および塩酸リドカイン（2% 2mL）を局所注射する．

治療後

- 口内炎予防として，投与後の歯磨きやうがい．

8. 心毒性

- 塩酸アムルビシン（AMR：カルセド®）やパクリタキセル（タキソール®）では心機能低下（心不全）を意識し，心電図を確認．

【外来での内服治療】

- 退院後も内服の抗癌剤を継続して服用する患者においては，確実に内服が続けられるよう家族を含めた薬剤指導を行う．

MEMO

抗癌剤投与にあたっての一般的注意事項

①患者を間違えていないか．
②レジメン（含む投与日・予定量）は間違っていないか．
③似た名前の薬剤と取り違えていないか．
④抗癌剤の保存は冷所か常温か，暗所（直射日光を避ける）か．
⑤抗癌剤の溶解液は生理食塩水か，ブドウ糖液か，注射用水か．
⑥完全に溶解しているか，析出してきていないか．
⑦投与量に間違いがないか（投与量の表示はmgかgか，/m²か，/kgか，/bodyか）．
⑧投与経路は正しいか．
⑨点滴が漏れていないか（抗癌剤投与前・中・終了時）．
⑩漏れても慌ててすぐに針を抜かない．
⑪投与速度，制吐剤から抗癌剤投与までの時間など「所要時間」を守る．
⑫投与順は重要．薬の種類・レジメンによってスケジュールが異なる．
⑬投与中はバイタルサイン，アナフィラキシー様反応などに気をつける．
⑭投与後は感染徴候の有無，食欲，元気のよさなど全身状態に気を配る．
⑮飲水量，点滴量，尿量，体重などのバランスに配慮する．

化学療法

放射線治療

目的
- 放射線を照射することで癌細胞を死滅させ,病巣を縮小させたり痛みをコントロールしたりする.

適応

【原発巣(肺,肺門・縦隔リンパ節)】
- **限局性の小細胞肺癌**:通常は根治を目的に化学療法と併用.
- **非小細胞肺癌**:手術例で縦隔リンパ節転移があった症例(手術後に放射線治療を行うと生存率が向上する).局所に進展があり手術適応がない場合には,化学療法と併用.
- **局所のコントロール**:本来は手術適応の病期であるが,心疾患や低肺機能などで手術不可能な場合,放射線単独で治療することがある.大きさが3cm未満の場合には高い治療効果が期待できるが根治は難しい.

【転移巣(脳,骨など)】
- **全脳照射**:脳転移が多発している場合と小細胞肺癌の化学療法後に行う(予防的全脳照射).
- **ガンマナイフ療法**:脳の転移巣だけに照射(脳の局所療法).
- **骨への照射**:骨の転移巣への痛みのコントロールや病的骨折のおそれがある患者に対し予防的に行う.

禁忌
- 放射線照射中は臥位で静止している必要があり,痛みや不穏などで動く患者は治療できない.

方法

1. シミュレーション
- 癌細胞に対して十分な量を照射しながら正常な細胞への損傷をできるかぎり避けるような照射部位を設定する「シミュレーション」を行う.事前に患者に実際の照射時と同じ姿勢をとってもらい,体を固定するための固定具を作製したり照射部位をインクで皮膚に書き込んだりする.これには30分〜2時間程度かかることが多い.

2. 照射
- 決められた回数の治療を行う.

> **ココがポイント!** 放射線治療中・治療後に発熱やSpO₂の低下を認めたら,直ちに主治医へ報告すること!

方法

> [注意]
> - **禁酒・禁煙**：胸部に照射する場合は食道や気管・気管支に対する刺激を避けるため、禁煙・禁酒が原則である．
> - 発熱など体調が悪いときは治療を受ける前に主治医へ連絡する．
> - その他の注意は次頁参照．
>
> [副作用]
> - **急性反応**：照射部位の皮膚のかゆみ，痛みや全身の疲労感，軽い吐き気などに注意する．全脳照射の場合には頭皮が過敏になっているため，ブラシやくしで頭皮を直接こすらず，低刺激シャンプーでやさしく洗うようにあらかじめ指導する．
> - **放射線肺臓炎**：最も重篤な副作用で，照射部位が広く，化学療法と併用している場合に多い．放射線治療中や治療後に発熱とともにSpO2の低下を認めたら本症である可能性を考え，直ちに主治医へ報告する．決して様子をみないこと（p.190参照）．

放射線治療

MEMO

外部照射と内部照射

放射線治療には，体の外から放射線を照射する「外部照射」と体の中から照射する「内部照射」がある．肺癌の場合，内部照射は細くなった気管支を広げる目的で行う．気管支鏡と胸部CTを使って位置を設定し，気管支の中から照射する．

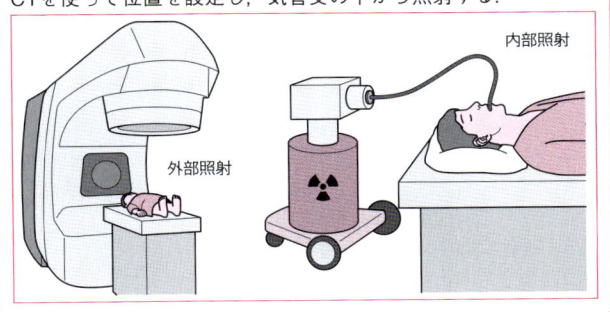

●放射線治療の看護のポイント

治療前
- 治療方法・副作用について患者に医師からの説明を受けてもらう.
- 照射部位設定の介助を行う.
- 治療姿勢を保つため,治療前の鎮痛剤・咳止めなどの必要性を医師と相談する.
- 禁酒・禁煙の指導を行う.食道や気管,気管支に対する刺激を避けるために重要である.

治療中・後

【日常生活上の注意点】
1. 治療計画どおり治療できるよう体調管理する
- 十分な休息・睡眠が取れる環境を整える.
2. 照射部位の皮膚保護
- 直射日光を避ける,照射部位をこすらない,湿布・絆創膏の使用は避ける,弱酸性の石鹸・電気かみそりの使用を勧める,マーキングを消さない・付け足さないよう指導する.
3. 食事内容の指導・工夫
- 治療中は食道に炎症が起こりやすいため,粘膜を刺激し疼痛を増強させるものの摂取は避ける(濃い味付け,酸味,香辛料,熱いもの,炭酸飲料).つかえやすい食べ物(噛み切れないもの・海藻類・練りもの)も避ける.
- 1回の食事量が少ない場合は食事回数を増やす.1日に必要なカロリーを摂取できるよう,嚥下しやすく,消化がよい流動形態で水分を多く含むものにする(放射線治療食など).

【副作用と観察・指導のポイント】
1. 放射線宿酔
2. 骨髄抑制
- 血液データの把握,白血球減少時には感染予防の説明と感染徴候の有無を観察する.
3. 皮膚障害
- 皮膚を刺激せず,清潔を保つ.
4. 放射線食道炎
- 咽頭部の違和感や疼痛,食事摂取量を観察する.食事前に鎮痛剤や粘膜保護剤などを用いるか検討する.
5. 放射線肺臓炎(p.190参照)
- 熱型や呼吸状態,咳・痰の有無と性状の観察を行う.

薬物療法

目的
- 薬剤を用いて,呼吸器疾患を予防・改善させること.

適応
- 栄養療法およびリハビリテーションといった非薬物療法のみでは改善が望めない患者.

方法

【基本的なアプローチ】
- ほかの医療機関から処方されている薬剤や民間療法,健康食品などを含め,すべての薬剤・食品の摂取状況を確認する.
- 過去に薬剤アレルギー歴がある場合は,同系統の薬剤の処方は禁忌である.
- 視力に障害のある患者や高齢者には,主治医や病棟薬剤師に薬剤の完全分包化を提案してみる.
- 入院中の患者に薬剤の自己管理を導入した後は,服薬状況を確実に把握する必要がある.
- 入院時,外来で処方されていた薬剤を持参してもらい,残薬を確認すると患者のアドヒアランスがわかる.
- 吸入忘れ・飲み忘れが多い患者には,忘れる原因を患者とともに考える.
- 医師の指示により病棟薬剤師へ服薬指導を依頼することができる.必要性を感じた場合は医師へ提案する.

【吸入薬】
- 呼吸器疾患特有の治療薬である.気管支喘息やCOPDでは吸入手技の上手下手が治療効果を左右する.
- 具体的な吸入の指導法,嗄声(声枯れ)を引き起こさないためのうがいの指導法についてはp.82を参照.
- 臭化チオトロピウム水和物(スピリーバ®)は1日1回だが,これ以外は原則として1日2回吸入する薬剤が多い.
- 吸入ステロイドのシクレソニド(オルベスコ®)は400μgまでは1日1回吸入だが,800μgとする場合は朝・夜の2

> **ココがポイント！**
> 「歯磨きや洗顔と一緒に吸入を行うようにすれば,吸入も吸入後のうがいも忘れないですよ」と指導する！

方法

回に分けて吸入する.

【皮下注射】

- エピネフリン, γ-GCSF製剤, インフルエンザワクチン, 肺炎球菌ワクチン, インスリンなどが対象となる.
- インスリン注射後は原則としてマッサージしない.
- ほかの薬剤の皮下注射においても, 筋肉内注射に比べて薬液の量も少なく, 皮下の浅い部分に刺入するので刺入部位から薬液が漏れる恐れがある. そのため, 刺入後のマッサージは軽くするか, マッサージせずに軽く抑える程度でよい.

【筋肉内注射(表1)】

- 結核治療薬の硫酸ストレプトマイシンなどが対象である.
- 薬剤の吸収速度には個人差があり, ショックなどで筋肉内の血流が低下している状態では不確実な投与法である.
- 硫酸ストレプトマイシンと塩酸ヒドロキシジン(アタラックス-P®)は刺入後のマッサージにより, 硬結や筋肉組織の障害が抑制されるとされている.
- トリアムシノロンアセトニド(ケナコルト-A®筋注用)はマッサージにより注射剤が脂肪層に逆流して陥没を起こす可能性があるので揉まないように指導する.

■表1 筋注後マッサージする薬剤, しない薬剤一覧

一般名	商品名	用量	発売元
マッサージする			
硫酸ストレプトマイシン	硫酸ストレプトマイシン®注	1g	明治製菓
硫酸カナマイシン	硫酸カナマイシン®注	1g	明治製菓
硫酸ゲンタマイシン	ゲンタシン®注	10mg 1mL, 40mg 1mL, 60mg 1.5mL	シェリング・プラウ
トブラマイシン	トブラシン®注	60mg, 90mg	東和・ジェイドルフ
d-マレイン酸クロルフェニラミン	ポララミン®注	5mg 1mL	シェリング・プラウ
塩酸ヒドロキシジン	アタラックス-P®	2.5% 1mL, 5% 1mL	ファイザー
マッサージしない			
トリアムシノロンアセトニド	ケナコルト-A® ●筋注用 ●関節腔内用水懸注	40mg 1mL	ブリストル

方法

【貼り薬】
- 呼吸器領域で用いられる経皮吸収型製剤の塩酸ツロブテロール（ホクナリン®テープ）について概説する．
- ホクナリン®テープの適応はキシナホ酸サルメテロール（セレベント®）などをうまく吸入できない患者が対象となる．
- 皮膚のかゆみや発赤，腫脹を訴えることがあるため，貼り付ける部位は患者自身が見える場所で毎日少しずつ位置を変えることを勧める．
- 前胸部に貼ることが多いが，汗が出やすい胸骨部は避けたほうがよい．
- アトピー性皮膚炎の合併患者では慎重に貼付部位を観察する．
- 1日1回の貼付で24時間安定した気管支拡張効果が得られるため，手術前夜に貼付すれば手術前には気管支拡張効果が得られる．

【使用頻度が高く，特別な配慮が必要な内服薬】
- 骨粗鬆症治療薬であるリセドロン酸ナトリウム水和物（ベネット®），アレンドロン酸ナトリウム水和物（フォサマック®）などは錠剤が食道に長く留まっていると食道の障害を起こす危険があるため，180mLの水とともに服用し，服用後30分は横にならないようにする．また，その間，水以外の飲食をしてはならない．起床後の内服が原則である．
- 抗真菌薬であるイトラコナゾール（イトリゾール®）は食直後，ボリコナゾール（ブイフェンド®）は食間の服用である．

【注意が必要な静脈注射剤】
- 気管支喘息患者の一部では，急性発作で受診した際にステロイド（ソル・コーテフ®，サクシゾン®，水溶性プレドニン®，ソル・メドロール®など）を治療目的で急速静注されると大発作を起こして悲劇的な結果となることがある．
- 発作時の気管支喘息患者に対してステロイドを急速静注するよう指示された場合には改めて医師に安全性を確認する．
- そもそもステロイドには速効性がないため，喘息発作の患者に急速静注する絶対的な必要性はない．筆者は発作中の喘息患者にステロイドを急速静注するような指示が医師から出た場合，看護師はこの指示を拒否してよいと教えている．

薬物療法

医師からのワンポイント

うまくいく！吸入手技とうがいの指導法

- **明るく繰り返し指導する**：吸入手技は高齢者には難しいことが多いが，習得できそうにない患者でも指導を繰り返すことで驚くほど上達する場合もある．
- **プライドを尊重する**：吸入が自己流になっている患者（特に高齢者）に対しては「そのやり方でもよいかもしれませんが，こうしたらもっとよいですよ」など，患者の手技を頭から否定せず，丁寧に指導する．
- **同居人への指導**：手技の習得が困難な患者には自宅で吸入を補助してくれる同居人に同席してもらったうえで指導する．
- **定期的な吸入手技の確認**：吸入に慣れてくると独自の方法に変えてしまうことがある．定期的に目の前で実際に吸入してもらい，正しい吸入方法を継続しているかを直接確認する．
- **末梢気道への薬剤の沈着が目的**：薬剤を吸入することが目的ではなく，吸入した薬剤を末梢気道（「肺の奥深く」と説明するとよい）に沈着させることが目的であることを強調する．
- **吸入時の姿勢・体位**：仰臥位は肺活量が低下するため，できれば立位せめて座位で吸入する．
- **吸入時にコップを持つ工夫**：うがいを忘れると嗄声の原因となる．吸入時は片手に薬剤，片手にうがい用のコップを持ち，吸入終了直後にうがいをするように勧める．
- **吸入の習慣化**：吸入を歯磨きや洗顔などの習慣化された動作と合わせて行うと忘れない．嗄声を防止するためのうがいも歯磨き後のうがいとともに行えば忘れにくい．
- **吸入前にもうがいをする**：吸入後にうがいをしても嗄声が生じる場合は，吸入前にもうがいをするよう指導する．口腔内を湿潤させておくと吸入薬が口腔内に付着しにくくなる．
- **吸入薬による炎症に注意**：舌や口腔粘膜に炎症をきたすことがある．その場合は吸入の中止を促し医師へ報告する．

●薬物療法の看護のポイント

治療前
- 呼吸器疾患で頻繁に使用される薬剤の作用・副作用を熟知し，症状出現時に迅速に対応できるようにする．
- 薬物療法における患者の認識や理解度を確認し，服薬管理や指導につなげる．

治療中

1．鎮咳剤
- 咳嗽の性状を観察する．湿性咳嗽であれば生体防御反応と考え，排痰ケアを優先する．
- 麻薬性鎮咳剤はほとんどのケースで便秘をきたすため，あらかじめ緩下剤の投与，排便ケアを行う．

2．去痰剤
- 薬剤の投与とともに，肺理学療法，病室内の加湿や含嗽などで自己排痰しやすいようにかかわる．
- 排痰困難の原因（痰の粘稠度・咳嗽力の低下）をアセスメントし，適した去痰薬を処方してもらい与薬する．

3．気管支拡張薬
①交感神経刺激薬
- 頻脈，頭痛，振戦などが副作用としてあげられ，過剰内服・吸入によっても不整脈・心停止をきたすことがある．症状の観察とともに,喘息のコントロールがつかない場合には，過度の使用を避け，速やかに医師へ報告する．また，受診患者に十分な指導を行う．
- 長期管理薬と発作治療薬の違いを理解し，発作時に対応できるよう患者を指導する．

②テオフィリン製剤
- 有効血中濃度域が狭く，過量では悪心，痙攣，頻脈をきたすため，血中濃度に注意するとともに症状出現時には速やかに医師に報告する．

4．ステロイド
- 吸入ステロイドは全身性の副作用が極めて少ないため，長期で使用できる．患者に十分説明し，吸入が継続できるようかかわっていく．
- 喘息治療においては，継続して吸入することが発作を予防するうえで最も重要であることを理解してもらう．
- 吸入ステロイドが口腔粘膜に付着すると，口腔カンジダ症を

治療中

起こすことがあるため、吸入後は含嗽を徹底してもらう.

5. 抗結核薬
- 多剤併用が基本であり、少なくとも半年間の服薬が必要であることを患者に説明する. 患者が納得したうえで治療に参加できるようにする.
- 長期の服薬を確実にするため、医療スタッフの前で服薬を確認する方法（DOTs）が普及している（p.142参照）.
- 退院後も服薬が継続できるよう、社会資源を用いることを促し、治療継続につなげる.

6. 鎮痛剤
- 呼吸器疾患における疼痛には、胸膜炎や気胸、肺癌など呼吸器疾患による直接の原因と、他臓器からの癌細胞の転移によるものなどがある.
- 疼痛のアセスメントを行う（部位、性状、持続時間、程度）
- 服薬の管理のみでなく、温熱の利用やリラクセーション、精神ケアにおいて全人的にかかわっていく.
- 癌性疼痛は、疾患の進行に伴って痛みも増強するため、増強時は医師へ速やかに報告する.
- 麻薬性鎮痛剤においては、便秘や眠気、悪心などの副作用を有し、疼痛以上に患者に苦痛を与えることがある. 症状観察を行い、必要時に医師へ報告し、苦痛の除去に努める.

酸素療法

目的
- 酸素の供給が不十分になり細胞のエネルギー代謝が障害された状態(低酸素血症)に対し,吸入酸素濃度を高めて組織へ酸素を供給することで生存率を改善させる.

適応
- 一般的には$PaCO_2$ 60Torr以上ないしSpO_2 90%以上を目標とし,この値を下回った場合が適応となる.

注意
- 慢性呼吸不全患者に対し不用意に吸入酸素濃度を上げると高二酸化炭素血症に陥る場合があるので,個々の患者の目標PaO_2ないしSpO_2を理解しておくことが大切である.

方法
- 酸素を供給する器具は以下の3種類に分けられる.
  - 低流量システム:鼻カニュラ,簡易酸素マスクなど.
  - 高流量システム:ベンチュリマスク.
  - リザーバーシステム:リザーバー付酸素マスク,リザーバー付鼻カニュラ.

■表1 酸素量と吸入酸素濃度(鼻カニュラ)

酸素流量	酸素濃度の目安
1L/分	24%
2	28
3	32
4	36
5	40
6	44

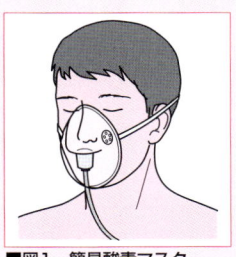

【鼻カニュラ】
- 酸素を吸入しながら会話や食事が可能だが,流量が6L/分以上の場合,酸素ガスが鼻粘膜を刺激するため会話や食事は勧められない.
- 経鼻胃管などが挿入されている患者では,片方の鼻だけから酸素を吸入してもらっても有効である.
- 3L/分までの流量であれば,加湿は必要ない.
- 経鼻腔周囲の室内気とともに酸素を吸入するので,1回の換気量が大きい患者や過換気の患者では酸

■図1 簡易酸素マスク

> **ココがポイント!** PaO_2 60Torr以下,SpO_2 90%以下の場合に適応となるが,患者によってPaO_2とSpO_2の目標値は異なる!

方法

素濃度は低下する．逆に同じ流量であっても慢性呼吸不全で低換気の患者では吸入酸素濃度は上昇する．

- 酸素の流量と濃度の目安を示す（**表1**）．

【簡易酸素マスク（図1）】

- 酸素濃度を調整できないマスクであり，マスク内に吐き出された呼気ガスを吸入しないよう5L/分以上の流量で使用する．
- 高二酸化炭素血症に陥る危険のあるⅡ型呼吸不全の患者には使用しない．
- 酸素の流量と濃度の目安を示す（**表2**）．

【ベンチュリマスク（図2）】

- 患者の1回換気量の大小によらず24〜50%までの安定した酸素濃度を設定できる．
- 設定酸素濃度ごとに酸素流量が決まっていることに注意する．
- 音が大きく顔や眼への刺激が強い．会話や食事は困難である．

【リザーバー酸素付マスク（図3）】

- チューブから流入する酸素とバッグにたまった酸素を吸入するため60%以上の高濃度の酸素を供給できる．
- 二酸化炭素の貯留を防止するためとバッグ内部に十分な酸素をためる目的で流量は6L/分以上とする．
- 流量と酸素濃度の目安を示す（**表3**）．

■表2　酸素流量と吸入酸素濃度（簡易酸素マスク）

酸素流量	酸素濃度の目安
5〜6L/分	40%
6〜7	50
7〜8	60

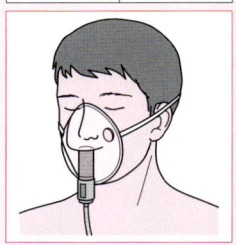

■図2　ベンチュリマスク

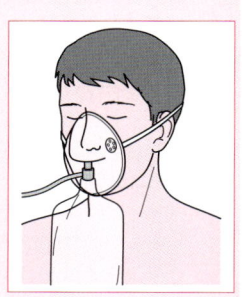

■図3　リザーバー付酸素マスク

■表3　酸素量と吸入酸素濃度（リザーバー付酸素マスク）

酸素流量	酸素濃度の目安
6L/分	60%
7	70
8	80
9	90
10	90〜

●酸素療法の看護のポイント

酸素投与前
- 低酸素状態をきたしている原因をアセスメントし、看護師で除去できる原因は除去する（例えば痰による気管支の閉塞があれば吸引する）。そのうえで酸素投与を行う。

酸素投与中
- 医師の指示に従い、酸素供給器具を決定し、酸素投与を実施する。
- 酸素供給器具によって供給できる酸素濃度が異なるため、個々の器具の特徴を理解し、適切な酸素投与を行う（各酸素供給システムにおける酸素濃度についてはp.85〜6の表1〜3参照）。
- 必要以上の酸素投与は、酸素中毒やCO_2ナルコーシスを引き起こすため、医師の指示に合わせて細かな酸素調節を行う必要がある。
- CO_2ナルコーシスでは、傾眠、頭痛、振戦、呼吸抑制、痙攣、発汗などをきたし、特に頭痛や振戦は早期から症状が出現するため、早期発見において重要な観察項目である。
- 酸素マスクによる閉塞感や新たな治療に伴う不安、活動範囲の縮小など患者にもたらす精神的影響も考慮してサポートする。
- 高流量酸素投与時（4L/分以上）では、鼻腔・口腔粘膜の乾燥をきたし、刺激により容易に傷ついたり、口渇感を訴えたりする患者がいるため、加湿を十分に行う。また、口腔ケアや含嗽の介助を行い、口渇に対応する。

MEMO
酸素療法における最重要ポイント

- CO_2ナルコーシスは、II型の慢性呼吸不全患者に起こりやすく、発生要因の一つとして、医療者の酸素濃度調節があげられる。CO_2ナルコーシスを起こさないために、看護師は酸素供給器具の適切な選択とSpO_2値をみながらの酸素濃度の微調節が必要である。
- 吸引は、患者の苦痛、肺胞虚脱、気道粘膜損傷などの合併症を引き起こすリスクがあるため、安易に施行せず、普段から、加湿、体位排痰法、スクイージングなどを行い、極力、患者が自力で気道クリアランスを保てるようにケアを行う。

酸素投与中
- 在宅酸素療法（HOT）導入患者においては，退院後も必要な酸素吸入が継続できるよう，患者の酸素吸入における受容や理解度を確認し，指導の実施，社会資源の導入を行う．

医師からのワンポイント

これから在宅酸素療法をはじめる患者への説明のポイント

- 在宅酸素療法の導入により，適応がある患者の生命予後の改善やQOLの向上が望めることを説明する．
- 医師に定められた酸素流量を守り，自己判断で変更しないことを理解してもらう．
- 月に一度は必ず受診することを確認する．
- 濃縮酸素装置と液体酸素装置の長所・短所（表1）を理解し，医師と相談しながら選択してもらう（9割以上の患者が濃縮酸素装置を選択している）．
- 市町村によっては，電気代の補助や受診の際のタクシー代などが一部補助されることを知らせる．
- 多くの場合，身体障害者手帳が取得できることを説明する．

■表1　液体酸素装置と濃縮酸素装置の選択で考慮する長所と短所

	液体酸素装置	濃縮酸素装置
長所	・電気を使用しないので経済的 ・子器（携帯容器）が軽い	・親器は室内の酸素を集めて濃縮するので交換の必要がない ・軽量で充電型の親器が開発されている ・子器への充填操作がない ・住所や住居環境に左右されず導入できる
短所	・住所や住居環境で導入できない場合がある（自宅に重くて大きな親器の設置と交換が必要，子器への充填の際に暖房機やガスコンロなどの火気から5m以上離れた場所で行わねばならない，離島や遠隔地では導入が難しい） ・親器から子器への充填操作が必要 ・子器の酸素は使用しなくても自然に減少してしまう	・機器の進歩で負担は軽減しているが，電気代がかかる ・携帯用小型酸素ボンベは軽量化が進んでいるが，それでも液体酸素の子器より重い

非侵襲的陽圧換気 (NPPV*)

目的
- 呼吸不全患者に対する換気補助．気管挿管を行わず，鼻または口鼻にマスクをかけて行うことができる．

適応
- 弱いが自発呼吸があり，意識が清明で，マスクを装着するのに顔面に外傷などの支障がない患者．
- 主な疾患は，高二酸化炭素血症，結核後遺症，筋ジストロフィー，ALS，COPD（慢性期・急性増悪時），睡眠時無呼吸症候群，急性呼吸不全（急性心原性肺水腫，術後呼吸不全など）．

方法
① 装置を用意し，患者の状態に合った換気モードを選ぶ．
② 患者にマスクを装着し，装置のボタンを押す．

【装置の原理と用語】
- 吸気時に肺に陽圧をかけ，肺を膨らみやすくすることで，ガス交換が十分に行われるようにする．呼気時にも弱い陽圧をかけ，肺が完全に萎むのを防ぐ．
- **IPAP**：吸気にかかる圧（PSに相当する）．
- **EPAP**：呼気にかかる圧（PEEPに相当する）．
- **PEEP**：呼気終末陽圧．
- **%IPAPmax**：最大吸気時間比．1回の呼吸サイクル時間におけるIPAP圧供給時間の上限．
- **%IPAPmin**：最小吸気時間比．1回の呼吸サイクル時間におけるIPAP圧供給時間の下限．
- **ライズタイム**：EPAPからIPAPへの上昇に要する時間．

【換気モード】
- **Sモード**：自発呼吸を自動で検出し，IPAPとEPAPを供給．IPAPとEPAPの時間と呼吸数は患者の自発呼吸に対応する．
- **Tモード**：あらかじめ設定した分時呼吸数と吸気時間に従って，IPAPとEPAPが自動的に切り替わる．
- **S/Tモード**：SモードとTモードを合わせたもので，一定の

> **ココがポイント！** NPPVは気管挿管人工呼吸管理による肺炎の発症を減らすことができる！

* non-invasive positive pressure ventilationの頭文字を集めた呼称．NIPPVともいう．

方法 時間内に自発呼吸が検出されなければ,設定したIPAPとEPAPが供給される.

【具体的な使用例】

■COPD急性増悪時の対応

適応:COPDと診断されており,以下の3つのうち,2つ以上該当する患者.
① 呼吸補助筋の使用と奇異性呼吸を伴う呼吸困難
② $pH<7.35$ かつ $PaCO_2>45mmHg$ を満たす
③ 呼吸回数 >25 回

設定:S/Tモード.IPAPは8~10cmH$_2$O,EPAPは4cmH$_2$Oで開始する.SpO$_2>90\%$を目標に,FiO$_2$や酸素流量も調整する.患者の快適さ,PaCO$_2$(5~10mmHgの低下を目標),1回換気量(6~10mL/kgを目標),呼吸数を参考に設定する.

調節:IPAPは1回換気量が低い場合(PaCO$_2$高値),徐々に上げていく.EPAPは基本的には4cmH$_2$Oだが,酸素化が改善しない場合に徐々に上げる.

■COPD慢性期の対応

適応:COPD睡眠時呼吸障害の改善,呼吸筋の休息効果,再入院・急性増悪の減少をねらいとする患者で,以下の①,②に示す症状があり,③のa~cいずれかを満たす場合.
① 呼吸困難感,起床時の頭痛・頭重感,過度の眠気などの自覚症状がある
② 体重増加,頸静脈怒張,下肢の浮腫などの肺性心の特徴
③ a. $PaCO_2 \geq 55mmHg$
　 b. $PaCO_2<55mmHg$ であるが,夜間の低換気による低酸素血症を認める症例
　 c. 安定期の $PaCO_2<55mmHg$ であるが高二酸化炭素血症を伴う急性増悪を繰り返す症例

MEMO

「バイパップ」には2つの意味がある

BIPAPは気管挿管された患者に高圧と低圧のPEEPを一定時間で繰り返す換気モードである.一方,BiPAPはNPPV専用機種の商品名であるが,現在はNPPVの代名詞として用いられている.

●非侵襲的陽圧換気の看護のポイント

治療前
- 治療の必要性を十分説明し、患者の同意を得てから実施する.
- 治療における合併症を患者にも説明し、症状の早期発見および早期対応に努める.

治療中

1. 呼吸状態の確認
- SpO_2値、胸郭の動き、副雑音の聴取、呼吸数、脈拍数、呼吸補助筋使用の状況、リーク、1回換気量を確認する.

2. NPPV適応基準の確認
- 適応から外れる症状(意識レベルの低下、喀痰の増量)が出現した際には速やかに医師へ報告し、必要時IPPV移行の準備を行う.

3. 悪心、呑気、腹部膨満感
- 食道入口圧を超え、胃内に送気された場合にこのような症状を訴えることが多い. 嘔吐による誤嚥を引き起こすことにもなるため医師へ報告する.

4. 口腔内乾燥、眼乾燥
- 口腔・鼻腔内に送気されることによる口渇感、リークにより眼乾燥を起こすことがある. 口腔ケアの実施、オーラルバランス®などの湿潤剤を使用する. 眼乾燥には、まずリークを減らすことを前提とし、サリベート®やアイマスクを使用する.

5. 呼吸困難感(息が吸いにくい・吐き出しにくい)
- IPAPやEPAPによって上記の訴えを起こすことがある. 導入時であれば徐々に慣れていく場合もあるが、訴えが続くときは設定を変更することもあるため、医師へ報告する.

6. 皮膚損傷
- 長時間にわたってマスクを着用するため、鼻や頬に皮膚障害を起こすことがある. リークを増大させない程度に固定を緩めるとともに、皮膚保護剤を使用し、潰瘍などを予防する.

7. 不眠、不穏
- 新たな治療の開始に伴う不安などから精神症状をきたすことがあるため、精神ケアに努める. また、必要時は医師へ相談し、薬剤の投与を行う.

呼吸リハビリテーション

■COPDの呼吸リハビリテーション（呼吸リハ）

目的
- 日常生活動作に支障をきたす息切れや運動耐容能の改善．
- 全身症状の安定化をはかり，患者の社会参加を拡大させる．

適応
- 全身状態の安定したCOPD，他疾患による慢性呼吸不全，HOT利用患者，COPDの治療ガイドラインではⅡ度およびⅢ度．

方法
- 約6週間ないしはそれ以上にわたり，週2〜3回，以下の内容を組み合わせた包括的なプログラムを行う．
  ① **下肢中心の運動トレーニング**：自転車エルゴメータやトレッドミルによる有酸素運動が中心．呼吸苦が出現する閾値以下（できるだけ強いほうが効果は高い）で20分以上行う．筋力トレーニングも行われる．
  ② **上肢筋力トレーニング**：ダンベルやゴムチューブを用い，支持なしで行うのが効果的．

【教育】
- 栄養指導，病状悪化の予防と治療に関する情報の提供，パニックコントロールやADL，呼吸法の指導を行う．
- **栄養指導**：慢性呼吸不全症例では呼吸に要するエネルギーが健常者よりも大きく（基礎代謝が高く），買い物・調理などの労作の敬遠や食事時の呼吸苦（嚥下は呼吸停止を伴う）によって食事量が減る傾向にあるため，低栄養となりやすい．適切な栄養摂取およびその実現のための対策が重要となる．
- **ADL指導**：呼吸苦をきたす労作は，ゆっくり行う，分割して行う，寄りかかって行うなどで対処する．その一方で，運動不足にならないよう，呼吸苦をきたさない範囲の動作については積極的に行い，廃用症候群を防ぐ．また，運動時の呼吸苦や運動後の復帰までの時間を最少にする，効率のよい呼

> **ココがポイント！**
> 「『がんばらない』一方で，適切に『運動する』」，この両極端にみえる2つの勧めの意義を理解してもらう！

方法
吸（腹式呼吸・下部胸式呼吸・口すぼめ呼吸）を練習する．
- **病状悪化の予防と指導**：インフルエンザの予防接種，風邪予防といった基本から下肢浮腫などの心不全徴候の見方まで，異変に気付いたら早期に医療機関にかかることを指導する．

医師からのワンポイント

在宅酸素療法（HOT）の場合の指導

- 基本的な取り組みはCOPDの呼吸リハと同様である．

【指導のポイント】

①「酸素を使わずになんとかなる」という思い込みの是正
- がんばれば酸素なしの生活に慣れると誤解している症例．
- 労作時に酸素を利用しない・増やさない症例．
- 入浴・排便・外出などの際に面倒・外見などから酸素を使用しない症例．

②外出時の酸素投与量
- セーバー利用時，症例によっては持続よりも投与量を増加させる必要がある．また，酸素ボンベを二輪カートで運ぶ・リュックで背負う場合には，病院での四輪カートよりも酸素必要量が増える可能性がある．

③パルスオキシメータの有効利用
- パルスオキシメータがある場合には，酸素飽和度の値だけでなく，脈拍数に注意を払うように指導する．頻脈になりかかった時点で労作を中断・トーンダウンすれば低酸素に至ることが少なくなる．心不全徴候の判断もできる．

【活動量を増やすための豆知識】
- 歩くのに必要な筋肉と立ち上がるのに必要な筋肉は異なり，後者のほうがよりエネルギーを必要とする．「歩くのが大変」と訴える症例での分析は重要であり，訴えを緩和しつつより活動量が増えることを目指す．
- **立ち上がるのが大変**：椅子を高くしてつかまる場所を用意する，重心の前方移動を心がける，下肢筋力を鍛える．
- **（歩行時も含めて）立位保持が大変**：点滴台や歩行器につかまる．
- **歩行スピードが速すぎて大変**：遅くする．

■急性期のベッドサイド呼吸リハ（呼吸ケア）

目的
- 排痰や換気促進，無気肺の予防と治療，廃用改善，下側肺症候群の予防と改善のため．

適応
- 呼吸器からの離脱・抜管が成功した患者，肺炎の回復患者．

禁忌
- 喘息患者（胸郭へのアプローチが喘息発作を誘発する可能性〔特に小児〕），胸部外傷（肋骨骨折）患者，胸部術後症例．重度の心不全および肺機能の左右差の大きい症例では体位変換での循環動態や酸素飽和度の変化を注意深くモニターする．

方法
- 下記の複数の方法を症例に応じて組み合わせて行う．

① 体位変換
- 右側臥位から左側臥位への体位変換を2時間サイクルで行う（スケジュールを組むほどではなく，処置のために仰臥位をとることもあってよい）．基本は60°以上の側臥位であり，90°以上のほうが姿勢としては安定する（図1）．

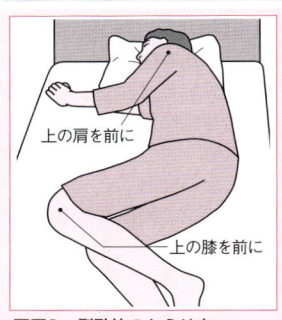

■図1 側臥位のとらえ方（上の肩を前に／上の膝を前に）

- 肺機能の左右差が大きい場合，悪いほうの肺が上にきた際に酸素飽和度などが低下することもあるため，よく観察を行い，時間の調整を検討したり酸素投与量を増やしたりする．

② 胸郭運動の介助
- 胸郭の左右に介助者の両手をあて，呼気終末でやや押し込み，吸気時にはパッと圧を解除して肺が広がりやすくする（スプリンギング）．手をあてるところは少しずつずらしていく．圧迫の強さなど，健常者で練習してからの施行が望ましい．

③ 上肢運動による換気の促進
- 両上肢を挙上しながら息を吸ってもらい，息を吐きながら下ろしてもらうシルベスター法（図2）が代表的．自力で挙

> **ココがポイント！** 高齢者は1週間の臥床で最大筋力の1割以上が低下する．ADL上での離床の必要がない患者にも離床機会を意図的に設ける！

方法

上できない場合には，片手ずつでも，介助してもらっても，人工呼吸に合わせて動かしてもよい．できれば，上腕だけではなく，肩甲骨から上肢帯を動かすようにしてもらう．

④ **座位・姿勢変換による換気の促進**

- 座位をとること，姿勢変換（運動）することは，それ自体に呼吸の促進作用があり，かつ，痰の移動や無気肺の予防となる．たとえ全介助でリクライニング車椅子への移乗であっても意味がある．

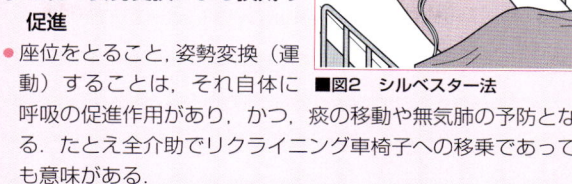

■図2 シルベスター法（手を挙上した時に息を吸う）

⑤ **ハフィング*1・サイクル呼吸**

- 排痰のための咳はエネルギー消費が大きいため繰り返すと疲労する．効率的な排痰は「普通呼吸→深呼吸→ハフィング→咳」のサイクルを繰り返す．まずは痰を出しやすい姿勢（側臥位，半腹臥位など）を5分以上とり，そのままの姿勢で，必要時には徒手介助を加えて行う．口腔ケアで咽頭を湿潤してからのほうがより有効な排痰が得られる．

⑥ **下肢筋力増強**

- 特に重症呼吸不全，間質性肺炎急性増悪時などは，体位変換や起居動作が酸素飽和度の低下を招く．呼吸の負担にならないよう仰臥位での下肢の挙上や膝立てなどの運動を片方ずつ行い，腹筋や下肢筋力の廃用予防を行う．挙上時には膝関節の伸展・足関節の背屈に心がけ，ゆっくり数秒の挙上を目指し，5秒以上の間隔をあける*2．

⑦ **気管切開からの離脱**

- 人工呼吸器の装着や気道の維持・吸引の必要がなくなれば，気管カニュラからの離脱を検討する（p.98）．
- 痰の自己喀出ができ，気道への唾液の垂れ込みがなければ離脱は可能である．

---

*1 ハフィング：大きく息を吸ってからごく短時間で強い呼気を行うことで，強い呼気流により痰を移動する反面，咳のように喉頭を締めないぶんエネルギー消費が少ない．
*2 下肢筋力増強を目的とした運動ばかりでなく，頭部を枕から挙上する運動も腹筋・頸部前面筋群（嚥下機能に重要）の廃用予防に役立つ．

■誤嚥性肺炎のリハビリテーション

目的
- 誤嚥性肺炎症例の回復・再発の予防.

適応
- 誤嚥性肺炎を発症した患者.

方法
- 急性呼吸不全を呈する場合は急性期呼吸リハ(p.94)と共通.

① 呼吸排痰筋力の改善
- 呼気・喀出力を強化する訓練(ストローを吹くなど)が有効.

② ADLの低下(入院による廃用)予防または改善
- 排泄・整容などの機会に1日数回以上の離床を励行.看護計画での離床とリハビリテーションの意味で,付き添い(転倒予防やライン類の管理)にスタッフどうしが協力する.起居動作や歩行は,呼吸・排痰の促進にも有効である.

③ 摂食・嚥下リハビリテーション
- たとえ数日でも経口摂取を中止していると嚥下機能が低下する.1)口唇・舌の運動,2)口腔ケア,3)発声訓練を行い,そのうえで4)嚥下機能評価を行い,5)安全な形態の食物から段階的に摂取を開始する(以下のMEMO参照).
- 十分量の経口摂取まで時間がかかる見通しの場合や,入院前も含めて禁食期間の長い症例には,この期間の低栄養をカバーするために,積極的にTPNや経腸栄養を導入する.

④ 慢性期呼吸リハへの橋渡し
- 誤嚥性肺炎発症をきっかけに潜在するCOPDが明らかとなるケースや,肺炎をきっかけに呼吸機能がワンランク低下して,在宅酸素療法が導入されるケースもある.そのようなケースは,いずれ状態が安定したら前項に示すような呼吸リハの適応である.短い入院期間ではあるが,呼吸リハのオリエンテーションを行い,退院後の生活指導・呼吸リハサービスの紹介を行う.

MEMO
摂食・嚥下リハビリテーションのポイント

1. 口唇・舌の運動(嚥下に特に必要な力とその強化方法)
- 口唇の閉鎖・頰の力:頰膨らまし,うがい.

- 舌先端を歯列裏側に押し付ける力：タ・テ・トの発音．
- 奥舌の挙上力：カ行・ガ行の発音．

2. 口腔ケア
- 歯列・歯茎・舌・口蓋の汚れを除去する．
- 歯磨きやうがいが原則だが，起き上がりや離床の困難な患者には舌ブラシや吸引を併用して口腔ケアを介助する．
- 痰が多い症例では，口蓋や舌の奥の部分への痰の付着・不衛生に配慮してスポンジブラシなどで除去を図る．
- 無歯顎の症例，気管切開中の症例でも口腔ケアは必要．イソジン液を塗るだけでは不十分で，必ず付着した汚れや古い粘膜細胞を機械的に除去する．
- 酸素投与症例では乾燥リスクも高いので口腔湿潤剤の併用を検討する．枕の高さによっては開口が誘発され，口腔乾燥が起こるため特に円背の患者には配慮する．

3. 嚥下機能の評価（水飲みテスト）
- 3mLの水を口に含んでもらい，飲み込めるか，むせないかを評価する．咳き込むような明らかなむせがなくても，呼吸が荒くなる，湿性嗄声が出現するなどの症状は誤嚥サインである．誤嚥サインがない場合には3回繰り返し，念を入れる．

4. 安全な形態の食物
- 経口食の開始時はゼリー状やプリン状が望ましい．誤嚥サイン（食事時のむせ，後刻の発熱やCRPの上昇）がなければ，お粥と軟らかいおかずを導入し，数日ごとに普通食に近づけていく．栄養科と協力して段階的な嚥下障害食を準備する．
- 硬いものは無論だが，パサパサしたもの（乾燥），ベタベタしたもの（付着性），ぼろぼろしたもの（凝集性の不良），サラサラの液体は嚥下しにくく，誤嚥しやすい．
- 液体にとろみをつける際に用いる増粘剤は，溶解後数分でとろみがつく．攪拌しながら固さを確認していると，固くべたつきすぎてしまう場合があるので，あらかじめ水分量に合わせて増粘剤量を決定しておく．
- 摂食・嚥下リハビリ途上では経口摂食量は多くないため，確実な補助栄養を行う．高齢者では認知症や食欲の影響で摂食量が伸び悩むこともあり，間食の導入や好みに配慮した工夫が必要となる．

医師からのワンポイント

気管カニュラからの離脱のステップ

1. カニュラを装着したままでも，より生理学的な空気の流れと咽頭クリアランス（カフ上の唾液・分泌物がない状態）が維持されるようにカフ上の吸引をこまめに行う．
2. 唾液の垂れ込みが少なければ，カフエアを抜く時間帯を増やす．
3. 離脱に向けて，カニュラの種類をカフつきの単筒型からカフつきの複管式（スピーチカニュラ）に変更する．
4. 日中覚醒時から内筒を抜いている時間を増やし，可能であれば発声を練習する（スピーチバルブの装着，または指でのカフ孔の閉鎖）．
5. 吸引用の気管切開孔の保持目的だけならば，カニュラではなくボタン型に変更する．

●呼吸リハビリテーションの看護のポイント

施術中

1. 呼吸練習

① 口すぼめ呼吸
- **適応**：COPD患者，浅く早い呼吸をしている患者．
- 口をすぼめて「s」あるいは「f」という音をさせながら息を吐き，呼気と吸気の比は1：3〜5，呼吸数10回/分程度を目標にして行う．
- 気道内圧を上昇させて気道虚脱を防ぎ，呼吸数を減少させ，1回換気量を増加させるなどの効果がみられる．

② 横隔膜呼吸（腹式呼吸）
- 腹式呼吸は口すぼめ呼吸と併用して行う．
- **練習法**：セミファーラー位で，患者の手を上胸部と上腹部に置く．その上から指導者の手を置き，呼気時には軽く上胸部と上腹部を圧迫し呼気を促し，吸気中は軽い断続的な圧迫を上腹部に加え，上腹部を膨らませるように誘導する．呼気は口すぼめ呼吸で行い，吸気は鼻から行う．
- 腹式呼吸では呼吸補助筋の活動（上胸部の動き）が抑制され，横隔膜の活動（腹部の動き）が増加する．1回換気量が増大し，呼吸数や分時換気量が減少するため，換気効率が改善する効果がある．

③ パニックコントロール
- 喘息の発作時や呼吸困難のある場合には，まず安楽な体位を

とらせる．できれば，座位かセミファーラー位がよい．そして口すぼめ呼吸をしてもらい，介助者は下部胸郭両外側に手をおいて呼気時にゆっくり圧迫，呼気の終末まで十分に絞り出して，吸気は妨げないように手を離す．

④ 肺の膨らまし療法
- 主として外科術後の無気肺の予防と治療を目的に，長い深吸気を持続させるための呼吸練習器具を用いて行う療法の総称である．インスピロン®などがある．
- 呼吸・循環予備能が乏しく，深呼気が持続困難な患者，過換気，強度の疼痛，広範囲な肺虚脱，浸潤陰影がある患者への施術は注意する．

2. 胸郭可動域練習
- COPDでは呼吸困難が強く，日常では体幹を前傾位にしていることが多いため，円背や大胸筋の短縮をきたしやすい．胸郭可動域練習として呼吸筋ストレッチ体操，棒体操，肋骨の捻転などを行う．

3. 運動療法
- 運動療法中に急性増悪をしばしば認めるため，SpO_2値や血圧，発汗の状態など患者の様子に配慮する．呼吸練習や歩行練習などの継続率は高いが，負荷のかかる筋力トレーニングなどは続きにくいため，プログラムが患者に合っているか観察する．

4. 気道クリアランス法
- 肺の換気とガス交換を改善させることを目的に，排痰させる．排痰には体位排痰法（ドレナージ）と呼気時胸郭圧迫法（スクイージング）がある．排痰体位をとらせたのち，痰の移動を促進させる手技や咳，ハフィング，吸引を施す．
- 排痰には重力を利用した排痰体位と呼気流がポイントとなる．
- 体位排痰法は無気肺に有効であり，患側上の側臥位は急性呼吸不全やARDSの酸素化を改善させる．下側肺への含気の低下からSpO_2の低下をきたす場合があり，呼吸や血行動態のモニタリングが必須である．

5. 早期離床
- 人工呼吸中は絶対安静を強いる必要はなく，循環動態や全身状態が安定すれば運動療法を積極的に取り入れて早期離床に努める．しかし，十分なモニタリングと注意は必要とされる．

人工呼吸器

目的
- 呼吸を管理するために導入する．①必要な肺胞換気量の維持，②呼吸仕事量の減少・酸素消費量やエネルギーの軽減化，③原疾患が改善されるまでの補助手段，④疲弊した患者の全身管理の一環として，肺機能の改善・維持．

適応
- 重症肺炎，術後の呼吸不全，COPDの急性増悪，ARDS，心不全を伴った肺水腫，気管支喘息重積発作など．

方法

■換気方法

①**気管挿管**：緊急時に最も迅速かつ確実に気道確保できるが，抜去事故や人工呼吸器関連肺炎（VAP）の危険もある．長期に及ぶ場合は気管切開に移行する．

②**気管切開**：在宅でも管理可能である．訓練を受ければ家族でも気管吸引や呼吸器の操作などができる．

③**マスク**：非侵襲的陽圧換気（NPPV, p.89参照）．

■モニター
- 各モニターで正しく呼吸が管理されているか確認する．

①カプノメータ（ETCO$_2$, p.62参照）．

②パルスオキシメータ（SpO$_2$, p.58参照）．

■人工呼吸器の設定
- 呼吸器にかかわる用語を**表1**に解説する．
- 換気モードを**表2**に示す．

■人工呼吸器装着時の生体への影響

①**血圧への影響**：本来の人間の呼吸では，胸腔内が吸気時に陰圧（1気圧以下），呼出時に陽圧（1気圧以上）となるが，PEEPをかけている人工呼吸器装着下では胸腔内が常に陽圧となる．胸腔内の大静脈や肺の血管が物理的に圧迫されるため，心不全患者においては，著明に血圧が低下しやすい．

②**尿量への影響**：循環が障害されると，生体は循環血液量が足りなくなっていると判断して水分を体に溜め込もうとするため，乏尿が起きる．

ココがポイント！ 酸素化改善にはF$_I$O$_2$かPEEPの設定値をアップ，換気改善には換気量か呼吸回数をアップする！

■表1　人工呼吸器にかかわる用語の解説

用語	説明
1回換気量 (V_T)	1回の呼吸で吸う量を示し，正常では7〜9mL/kg（約500mL）．正常肺であれば10mL/kgで設定する
分時換気量 (V_E)	1回換気量（mL/回）×換気回数（回/分）＝1分間の換気量（L）．人工呼吸器の設定と呼気の分時換気量が大きく異なる場合は，回路のリークなどを考える
FiO_2 (吸入気酸素濃度)	0.6以上は肺胞の傷害を起こすため，長期間の吸入は行わない．0.4程度であれば長期間の人工呼吸管理が可能
PEEP (呼気終末陽圧)	肺胞を虚脱させないよう，呼気終末にも大気圧以上の圧をかける
VCV (量規定換気)	1回換気量を低下させないよう，あらかじめ決めた換気量を決められた吸気時間で注入する
PCV (従圧式調節換気)	気道内圧（酸素分圧）の上昇による人工呼吸器関連肺傷害を防ぐため，一定の圧で空気を注入する．一定の制限時間に目標の吸気が得られなくても呼気相に転じる

■表2　換気モード

換気モード	説明
CMV (調節換気)	決まった容量の空気を定期的に強制換気する．麻酔下にある患者のほか，脳死状態あるいは完全な呼吸麻痺の患者に適応する
SIMV (同期的間欠的強制換気)	患者の呼吸努力を検知するとPS（pressure support）で換気補助し，一定時間以上，検知できなければ強制換気する．呼吸不全の患者に対する一般的な換気法である
PSV (PS換気)	患者の吸気努力を検知すると，圧をかけて空気を注入する．通常はPEEP ＋5〜15cmH2Oである
CPAP (持続性気道陽圧)	常にPEEPを加える換気法．呼吸器からの離脱過程にある患者や酸素化に障害がある患者に使用する．通常はPSVを併用する．一定時間，自発呼吸がないと強制換気を行うが，SIMVと異なり，強制換気の際にはアラームが鳴る
BIPAP (二相式陽圧換気)	Bi-Level，Bi-Ventともよばれる．高圧相（吸気圧）と低圧相（PEEP），2つの圧を設定できるCPAPのことである．SIMVと似た作動であるが，強制換気の吸気相でも自発呼吸ができる

③ **ガス交換への影響**：肺の血管が圧迫され，血流が低下するため，人工呼吸器によって換気してもその酸素を血管内に取り込む効率が低下する．

④ **合併症**：表3にまとめる．

■人工呼吸中の鎮静

- **目的**：呼吸器との同調性を高める．また，筋運動を消失させることにより代謝を減少させ，酸素消費量を減じる．さらに，吸引刺激や自己抜管の危険性を減じる．
- **薬剤**：鎮静剤（ミダゾラム〔ドルミカム®〕，塩酸デクスメデトミジン〔プレセデックス®〕，フルニトラゼパム〔サイレー

方法

■表3 人工呼吸器導入で生じる主な合併症

疾患・病態	原因など
人工呼吸器関連肺炎(VAP)	気管挿管によって喉頭蓋は開いたままの状態となる．唾液や嘔吐した胃内容物などが気管に入って生じる
圧外傷	人工呼吸による高い気道内圧と肺の過膨張が加わって生じる肺の損傷（気胸，皮下気腫，縦隔気腫，気腹など）．35cmH2O以上が危険である
緊張性気胸	空気流入部が一方向弁状の気胸のとき，呼吸運動のたびに空気貯留が進行し，呼吸・循環不全を呈する
酸素毒性	高濃度酸素の吸入は肺傷害の原因となる．目安としてFiO2 0.6を48時間以上吸入した場合は注意する
無気肺	肺葉や肺区域内のガスの消失により肺容量が減少する．低酸素血症や肺炎の原因となる
不整脈	呼吸不全では多源性心房頻拍，心房細動などが頻発する
消化管出血	血流低下や精神的ストレスから，胃炎や潰瘍などの上部消化管出血が起こる
血栓塞栓症	臥床による血流の停滞で生じる

■表4 Ramsayの鎮静スコア

SS1：不安，不穏状態
SS2：協力的，協調性があり，落ち着いている
SS3：命令にのみ反応，globartapや大きい声に反応する
SS4：眠っているが，刺激に対してはっきり反応する
SS5：眠っており刺激に対してのろのろした反応
SS6：無反応

ス®，ロヒプノール®］，プロポフォール），鎮痛剤（フェンタニル，モルヒネ），筋弛緩剤（臭化ベクロニウム〔マスキュラックス®〕，臭化パンクロニウム〔ミオブロック®〕）．
- **評価法**：Ramsayの鎮静スコアを用いる（**表4**）．

●人工呼吸器の看護のポイント

※人工呼吸器の横にはバッグバルブマスクかジャクソンリースを必ず用意しておく．

人工呼吸器

■モニターの観察
- 機種にもよるが，気道内圧，流量，換気量の変化をグラフィックモニターによりリアルタイムで把握する．

■アラーム
- 何を警告しているのか確認する．

【気道内圧】

①上限アラームが鳴る原因

[呼吸器側]：呼吸器回路の狭窄・閉塞，圧トランスデューサー不良．
[患者側]：挿管チューブの閉塞，ファイティング．

人工呼吸器

②下限アラームが鳴る原因（患者の低換気状態を示す）
[呼吸器側]：接続不良，破損，亀裂，圧トランスデューサー不良．
[患者側]：挿管チューブのカフ圧低下・抜管状態．

③その他
- 上限，下限アラーム設定の不適切な値．

[観察事項]：呼吸音聴取，胸部，胸郭の動き，呼吸器と同調しているか，SpO₂値変動，気管チューブの固定状態，意識状態変化，呼吸器回路異常の有無．

【換気量】
①上限アラームが鳴る原因
[呼吸器側]：呼吸回数，分時換気量過設定．
[患者側]：頻呼吸による換気量増加．

②下限アラームが鳴る原因（患者の低換気状態を示す）
[呼吸器側]：回路のリーク，外れ，破損，量トランスデューサー不良．
[患者側]：挿管チューブのカフ圧不足，自発呼吸回数や1回換気量の低下．

③その他
- 上限，下限アラーム設定の不適切な値．

[観察事項]：胸部，胸郭の動き，呼吸器と同調しているか，SpO₂値変動，気管チューブのカフ圧確認，呼吸器回路異常の有無．

【その他】
- **ファイティング**：患者の自発呼吸と呼吸器の補助呼吸が合わずに咳き込んでいる状態．SpO₂低下があれば設定の変更が必要．変更は医師が対応する．
- **バッキング**：回路内に水溜，気管チューブの位置異常，刺激，痰貯留などにより咳き込んでいる状態．看護師がほぼ対応．

観察のポイント

①**意識レベル**：GCS，JCS（3-3-9度方式），Ramsay鎮静スコア．
②**大脳機能**：発語，命令に従う（合目的運動），麻痺の有無．
③**脳幹機能**：対光反射，角膜反射，除脳姿勢．
④**脊髄機能**：深部腱反射．
⑤**心拍出量低下時の症状**：脈拍微弱，低血圧，チアノーゼ，末梢冷感，尿量減少，中枢末梢温度較差拡大，不穏状態，左心不全（気道内分泌物増加，泡沫状血痰），右心不全（四肢末梢浮腫，中心静脈圧上昇，肝腫大，腹水）．

観察のポイント

⑥感染徴候の有無：発熱，CRP上昇，白血球値上昇．
⑦排便：有無，性状．
⑧皮膚の状態：気管（気切）チューブの固定部位，各テープ使用部位，褥瘡の好発・見逃しやすい部位（頭部，耳部，踵部，踝部）．

ケアのポイント

1. 安全
- カフ圧計によるカフ圧の測定（25〜30cmH₂Oが望ましい），設定条件の確認．
- 自己抜管防止のため，適切な抑制（本人，家族の承諾必要）．
- 事故抜去防止のため体位変換時はできれば人工呼吸器をはずす．
- ベッド周囲およびベッド上，点滴スタンド周辺，各機器周辺の整理整頓（各ルート類，治療・ケアの使用物品）．

2. 人工呼吸器関連肺炎（VAP）予防
- 口腔内（歯，歯肉，粘膜，舌）ケアは最も大切．
- 2人以上で行い，各勤務帯何回行ってもよい．
- 気管吸引時は清潔操作．
- 吸引チューブは1回使い切りとする．
- 吸引回路，パック（びん）は当該患者専用使用とする．

3. 褥瘡予防
- 体位変換は2人以上で行う．
- 体圧分散マットレスの正しい使用．
- 最長でも2時間以内には体位変換し，安楽な姿勢を提供する．

4. 身体清潔（清拭，陰部洗浄）の施行
- 各テープ類（接着性のあるもの）は毎日交換し，位置を変える．
- 気管チューブ固定を2人以上で行い，位置や深さ，カフ圧を確認する．

栄養療法

目的
- 低栄養状態の患者を発見し，栄養状態を改善することで合併症を抑制し，早期の回復を図る．

適応
- %IBWが80%未満の患者．
- SGAの判定（**表1**，**表2**）が3以上の患者．

■表1　SGA（subjective global assessment，主観的包括的評価）

栄養状態を病歴と身体症状から評価する指標．「栄養の評価は人間が実際に患者をみた人の主観が原則であり，いたずらに検査をする必要はない」という考え方で用いられている．当院のNSTは以下の5段階で判定し，3以上はNST介入の必要があるとしている．
- 1：栄養状態良好
- 2：軽度栄養不良（NST関与不要）
- 3：軽度栄養不良（NST関与必要）
- 4：中等度栄養不良
- 5：高度栄養不良

■表2　SGAを決めるときに確認する項目

- [ ] 明らかに痩せている
- [ ] 6か月以内に10%以上の体重減少があった
- [ ] ＿＿週間前から食事量が明らかに減った
- [ ] 吐き気，嘔吐，下痢，食欲不振などの消化器症状が2週間以上ある
- [ ] 褥瘡がある→　褥瘡ナースへ連絡する
- [ ] 食事摂取時の息切れや咳き込み，嚥下困難がある
- [ ] 歯，口，歯肉の障害がある
- [ ] 経口摂取が不可能である

方法
- 以下の手順で栄養スクリーニングを行い，アセスメントする．

【入院時】
- 体重と身長を測定し，BMIと標準体重比を算出する．
- **表1〜2**の項目のチェックをする．
- SGAを判定する．
- 栄養管理計画書の作成に参加する．

【入院後】
- 栄養状態の評価を行い，必要エネルギー量を算出する（**表3**）．
- BEE，必要エネルギー量，水分の摂取量を算出する．

■表3　栄養評価に必要な算出式，数値

- BEE＝体重×25kcal／日（目安）
- IBW＝22×身長（m）^{2}
- %IBW＝現体重kg/IBW kg×100
- 1日必要水分量の目安＝35mL×体重kg/日
- 必要エネルギー＝BEE×活動係数×ストレス係数
  活動係数：覚醒状態の寝たきり1.1，トイレ歩行1.3〜1.4
  ストレス係数：小手術1.1，軽症感染症1.2，重症感染症1.5

方法
- 現在の栄養摂取量を把握する．現在の栄養摂取量が必要エネルギー量より低い場合，患者の栄養状態は低下する．
- 入院後の体重の変化に注目し，体重が減少していれば**表4**の体重が減少する10の「D」疾患を考える．
- 今後も体重が減少する可能性があれば主治医と相談する．

■表4 体重が減少する10の「D」疾患

1. Digestive disease：消化器疾患
2. Dental：入れ歯の不具合を含めたすべての歯科・口腔外科疾患
3. Diarrhea：下痢
4. Dysphagia：嚥下困難
5. Dementia：認知症（痴呆）
6. Depression：うつ病，抑うつ状態
7. Diabetes mellitus：糖尿病．極めてコントロール不良の場合
8. Drug：常用薬剤の副作用
9. Dyspnea：呼吸困難
10. Dystrophy：ジストロフィー

- 必要時，主治医と相談しNSTへ介入を依頼する．
- 摂食障害への治療介入は専門医に任せたほうがよい．

MEMO

栄養に関連する基礎用語

- **NST**：nutrition support team，栄養サポートチーム．
- **経腸栄養**：EN（enteral nutrition）．経口摂取ができないとき，胃や腸に直接流動食や栄養剤を注入する方法．
- **静脈栄養**：PN（parenteral nutrition）．静脈を経由して栄養をとってもらう方法で中心静脈栄養と末梢静脈栄養がある．
- **中心静脈栄養**：TPN（total parenteral nutrition），2週間以上経口摂取が不可能となる患者や栄養状態が悪い患者に適応．IVH，中心静脈栄養，高カロリー輸液，完全静脈栄養などともよばれる．
- **末梢静脈栄養**：PPN（peripheral parenteral nutrition）．経口摂取が不十分か不可能で軽度の低栄養状態の患者や，栄養状態は良好だが手術前後で経口摂取が2週間程度不可能となる患者に適応．
- **PEG**：percutaneous endoscopic gastrostomy，経皮内視鏡的胃瘻造設術．腹部の皮膚から胃の内側に孔をあけて胃瘻をつくること．この胃瘻を使って胃に直接栄養を注入する．経腸栄養が6週間を超える場合に考慮．

方法

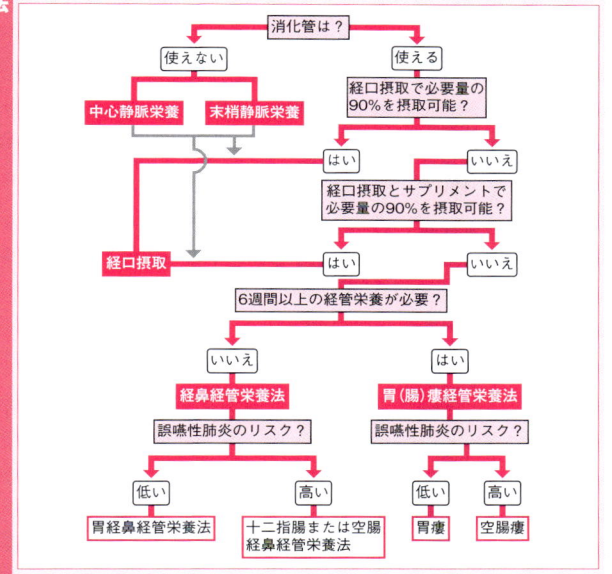

- 図1の流れ図に従って，栄養法を選択していく．

```
                    消化管は？
            ┌──────────┴──────────┐
         使えない                 使える
            │                     │
   ┌────────┴────────┐    経口摂取で必要量の
   │                 │    90%を摂取可能？
中心静脈栄養      末梢静脈栄養  ┌──────┴──────┐
                             はい          いいえ
                                            │
                                   経口摂取とサプリメントで
                                   必要量の90%を摂取可能？
                              ┌──────┴──────┐
   経口摂取 ←─────────────── はい          いいえ
                                            │
                                   6週間以上の経管栄養が必要？
                                   ┌──────┴──────┐
                                 いいえ          はい
                                   │             │
                              経鼻経管栄養法   胃（腸）瘻経管栄養法
                              誤嚥性肺炎のリスク？ 誤嚥性肺炎のリスク？
                              ┌────┴────┐   ┌────┴────┐
                             低い      高い  低い      高い
                              │        │    │        │
                         胃経鼻経管  十二指腸または空腸  胃瘻   空腸瘻
                          栄養法    経鼻経管栄養法
```

■図1 栄養法選択の流れ図

栄養療法

MEMO
栄養評価に関する略号

- **IBW**：ideal body weight，理想体重．標準体重ともいう．
- **%IBW**：標準体重比．理想体重比ともいい，80%未満なら栄養療法の適応．
- **BMI**：body mass index，体重（kg）/身長（m）^{2}．18.5以下ならNST介入を考慮する．%IBWとBMI低値は呼吸器疾患の予後不良因子である．
- **BEE**：basal energy expenditure，基礎代謝量．
- **活動係数**：患者の活動状況を示す係数．生活活動指数ともいう．
- **ストレス係数**：疾患の状態を表す係数．損傷係数ともいう．
- **RTP**：rapid turnover protein．栄養改善の程度を鋭敏に反映する半減期の短い血漿蛋白質．トランスフェリン，プレアルブミン，レチノール結合蛋白などがある．

MEMO

栄養剤の種類

- **成分栄養剤**：化学的に組成が明確なもの．蛋白源はアミノ酸．エレンタール®．十二指腸や空腸に注入，経口投与も可能．消化の必要がなく，吸収は良好．医薬品．
- **消化態栄養剤**：天然食品を人工的に処理したもの．蛋白源はペプチドまで分解されている．エンテルード®など．消化の必要がなく，吸収は良好．医薬品．
- **半消化態栄養剤**：天然の食品をブレンドしたもの．蛋白源が蛋白加水分解物であり消化を必要とする．ラコール®，エンシュアH®，ヘパンED®など．甘みが強いが味はよい．医薬品．
- **半消化外流動食**
  - MA-8®(1mL=1kcal．浸透圧が低いので下痢をコントロールしやすい)
  - テルミール®2.0(1mL=2kcal．量を多く飲めない患者は楽)
  - リーナレン®（低リン，低カリウム．腎臓病患者用）
  - K4-S®（ペクチン液と併用すると胃の中で粘度が上がる．逆流予防によい）
  - グルセルナ®（炭水化物が少ない．血糖コントロールが困難な患者によい）

●栄養療法の看護のポイント

治療前
- 栄養に関する患者の日常生活情報を収集し，アセスメントを行う．
- 栄養状態低下の原因（嗜好によるものか，食道病変か，嚥下障害かなど）を把握する．
- 末梢・中心静脈栄養，経腸栄養導入の際は患者に説明し，同意・協力を得る．

治療中
- 栄養アセスメントとして，身体計測値，血液・尿の生化学検査などを行う．体重測定は栄養評価において必要であるため，定期的な測定を行う．
- 生活環境を踏まえ，早期から患者家族へ生活指導を導入する．

> **ココがポイント！** 栄養管理にはなるべく腸を使う．生理的でコストも安い．禁食はできるだけ避ける！

【各栄養法における看護のポイント】

治療中

■末梢静脈栄養

- 血管痛や静脈炎を起こす場合があるため，①定期的な刺入部の観察，②点滴位置の交換，③医師と相談して投与速度を遅くするなどの対応を行う．
- 末梢静脈栄養法においては摂取カロリーに限界がある（約1000kcal）．経口摂取不足を補うための経静脈栄養の導入の場合で，経口摂取量が少ない場合には中心静脈栄養へ移行するため，医師へ報告する．

■中心静脈栄養

- カテーテル敗血症を予防するため，①カテーテル挿入部の消毒の徹底，②1回/週の挿入部消毒，2回/週の点滴ラインの交換の実施，③汚染があった場合には上記にかかわらず速やかに消毒・ラインの交換を行う．

■経腸栄養

- 経鼻経管栄養時は，カテーテルが確実に胃内に挿入されているかを確かめるため，カテーテルから空気を注入し胃泡音もしくは胃液の逆流を確認する．カテーテル位置の最終確認は医師を含めた複数職員で行う．
- 栄養剤残存によるカテーテルの閉塞を防ぐため，栄養剤投与後は白湯や酢酸水でフラッシュする．
- 誤嚥性肺炎，逆流性食道炎，嘔吐を予防するため，投与時・投与終了時の体位を調整する．また，医師と相談して投与速度の調整も行う．
- 栄養剤が冷たかったり投与速度が速かったりすると下痢傾向になることがあり，栄養剤・栄養バッグの細菌汚染などでも下痢をきたす．栄養剤はできるだけ使い切り，保存の場合でも冷蔵で24時間以内に使い切るようにする．定期的なバッグの交換や家庭であれば消毒の仕方を指導する（バッグ交換が不要なクローズドタイプが望ましい）．
- 投与中はこまめに患者の状態を観察する．急激な痰の増量，SpO2低下，チアノーゼ，咳嗽などがみられる際には速やかに投与を中止し，医師へ報告する．
- カテーテルの自己抜去を防ぐため，固定を確実に行う．固定の違和感や胃瘻増設時の疼痛など患者の苦痛に対応しつつ，必要時はミトンの着用などを行う．

胸腔ドレーン

目的
- さまざまな病態（**表1**）により，胸腔に空気や液体（水，血液，膿，乳糜など）が異常に貯留することがある．それを除去するために行う．
- 持続吸引によって胸腔内を陰圧にし，肺の虚脱防止と肺の拡張維持を行う．

■表1　胸腔貯留物と原因疾患

貯留物	名称	疾患・状態
空気	気胸	自然気胸，胸部術後
液体	水胸	胸膜炎，心不全，腎不全，胸部術後
	血胸	外傷，悪性胸水，動脈瘤，胸部術後
	膿胸	胸膜炎，膿胸，胸部術後
	乳糜胸	特発性乳糜胸，胸部術後

適応
- 緊張性気胸，人工呼吸器管理をしている患者の気胸，膿胸，肺炎随伴胸膜炎，外傷性血気胸，悪性胸水など．
- 気胸では肺虚脱の程度，胸水も貯留の程度により，適宜ドレーン挿入の判断をする．

禁忌
- 絶対禁忌ではないが，凝固能低下や血小板減少，あるいは抗凝固薬内服中は数値が安定してからの挿入が望ましい．

方法

■ドレーン選択
- トロッカーカテーテル（12～24Fr*）とアスピレーションキット（8，12Fr）がある（**図1**）．

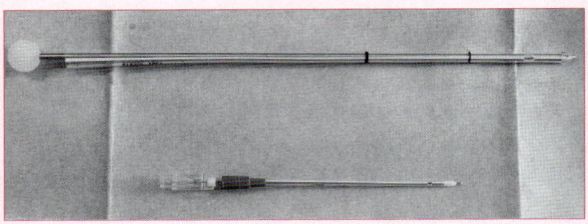

■図1　トロッカーカテーテル（上）とアスピレーションキット（下）

> **ココがポイント！** アスピレーションキットは挿入に便利だが，血液，膿などで閉塞するリスクあり！

＊Fr：フレンチスケール．カテーテルや細管の口径単位で3Fr＝1mmである．

方法

- アスピレーションキットは穿刺の要領で挿入する．皮下，筋層の剥離が不要なため挿入しやすい．脱気のみや漏出性胸水抜去の症例ではアスピレーションキットが便利である．

■**トロッカーカテーテルを用いた術式**

- **体位**：胸水を抜くときは座位．空気を抜くときは頭部をやや挙げた仰臥位～半側臥位（**図2**）．

■**図2　胸腔ドレーン施術の際の体位**
a：胸水を抜くときの座位．
b：半側臥位．

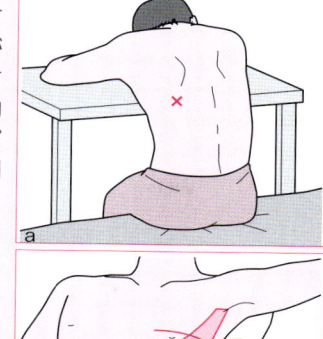

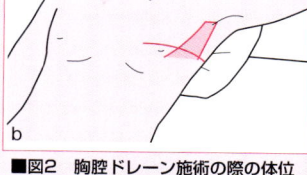

- **前投薬**：血管迷走神経反射（激しい動悸や悪心，徐脈，失神）予防のため，硫酸アトロピン，塩酸ヒドロキシジン（アタラックス-P®），塩酸ペチジン（オピスタン®）などを適宜用いる．

- **麻酔，試験穿刺**：皮膚，筋層，壁側胸膜に十分な湿潤麻酔（1％塩酸プロカイン10mL，**図3**）．試験穿刺で胸腔まで到達させ，空気や液体の排出を確認する．

- **皮膚切開，筋層剥離，挿入（図4）**：モスキートペアン鉗子で鈍的に筋層剥離を行い，胸壁トンネルを広げておく．胸膜をペアン鉗子で鈍的に破り，胸腔内に貫通させる．広げた胸壁トンネルを用いてドレーンを挿入する．

- **挿入後**：トロッカーカテーテルをドレーンバッグに接続し，水封部の液面に呼吸性の変動があるかをみる．変動があればドレーンが胸腔内にあることの目安となるため，これが確認できれば，ドレーンを皮膚に固定する．X線でドレーンの位置，肺の状態を確

■**図3　胸腔ドレーン穿刺時の麻酔**

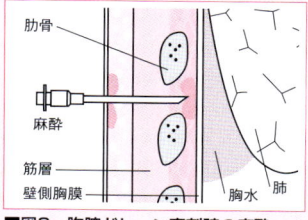

方法 認する.再膨張性肺水腫予防のため,胸水は一気に抜かず500mLほどで一時クランプし,その後も徐々に排液を行う.

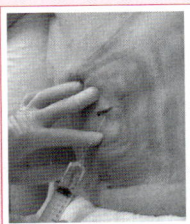

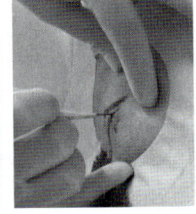

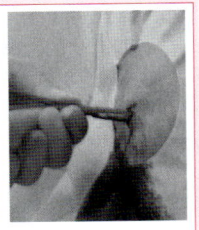

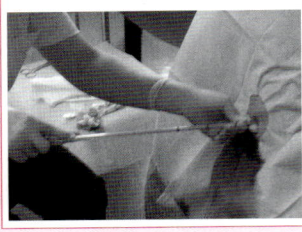

■図4 胸腔ドレーン穿刺の実際
麻酔〜皮膚切開〜筋層剥離〜トロッカーカテーテル挿入.

●胸腔ドレーンの看護のポイント

治療前
- 患者に治療についてのインフォームド・コンセントを行い,同意書をとる.
- 医師の指示による体位(座位や側臥位など)をとってもらい,挿入側上肢を頭側へ挙上,肋間を十分に広げる.
- 胸腔ドレーンバッグを準備する(水封部と吸引指示圧への注水,気密性テストを行う).

治療中
- 患者の状態を観察し,異常がないかどうかを把握する.
- 合併症(表2)のリスクに備え,救急カートを準備する.
- 穿刺後,X線撮影を行い,ドレーンの位置確認を行う.

■表2 胸腔ドレーン治療中に起こる合併症

●血胸	●肺・心損傷
●再膨張性肺水腫	●皮下気腫
●疼痛	●ショック
●作動不良による緊張性気胸,血胸	

- ドレーンが胸膜や肋間神経を刺激し疼痛を伴うことが多い.患者が痛みを訴えた場合は,医師の指示がある鎮痛剤を投与する.
- ドレナージ中,ドレーンの抜去とバッグの転倒について注意するよう注意点を明確に伝え,患者に必要以上の緊張や不安

治療中

を与えないようにする．
- 観察項目を**表3**に示す．特に判断や対応が必要なものを以下に解説する．

■表3 胸腔ドレーン，ドレナージ中の観察項目

□呼吸音の左右差	□エアリーク
□排液の性状と量	□水封部の呼吸性移動
□吸引圧の調整	□アウトレットの接続の有無
□水封部の水量の確認	□皮下気腫（マーキングする）
□ドレーンの捻転・屈曲・閉塞	□ドレーンの位置と接続
□挿入部の発赤・腫脹	□ガーゼ汚染などの有無

- **呼吸音の左右差**：改善していれば病状の改善を意味する．
- **エアリーク**：ない場合はチューブの位置異常か閉塞，あるいは漏孔部の閉塞を意味する．
- **排液の性状と量**：血胸での施術で100mL/時間を超える出血がある場合は外科的止血が考慮されるため，医師へ報告する．
- **水封部の呼吸性移動**：ない場合はチューブの位置異常か閉塞，あるいは肺が完全に拡張した状態を意味する．

治療後

- エアリークが消失し，排液量が50～100mL/日以下なら抜去となる．ドレーン鉗子でチューブを数時間クランプし，胸部X線で問題がないことを確認してから抜去される．

●ドレーンの管理のポイント

作動・動作原理

【胸腔ドレーンバッグ】
- **図5**に示すような外観をしており，その作動原理を**図6**に解説する．
- 吸引圧調整ボトルに連続した気泡の発生がみられるように吸引ポンプ（吸引アウトレット）の圧を調整する．
- 胸腔のエアリークは，水封部の水中1か所だけを通過する．そのため，エアリークがあれば水封部で気泡が確認される（**図7**の矢印参照）．

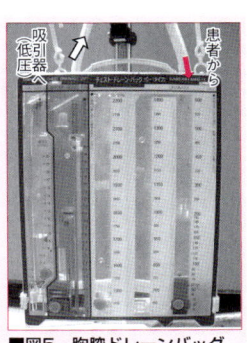

■図5 胸腔ドレーンバッグ（住友ベークライト株式会社）

作動・動作原理

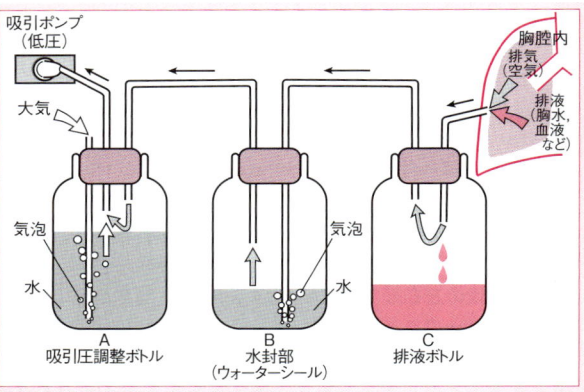

■図6 胸腔ドレナージ3ボトル方式の原理

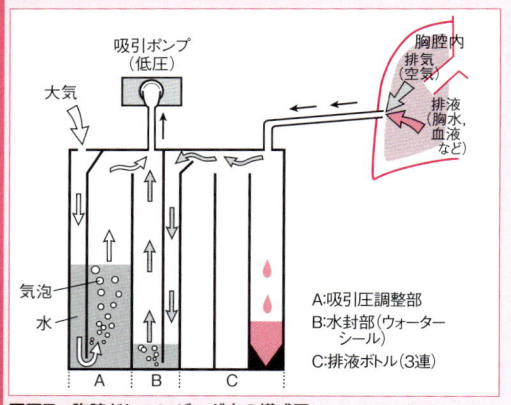

A：吸引圧調整ボトル
B：水封部（ウォーターシール）
C：排液ボトル

A：吸引圧調整部
B：水封部（ウォーターシール）
C：排液ボトル（3連）

■図7 胸腔ドレーンバッグ内の模式図
図内のA，B，Cは図6のA，B，Cのボトルに相当する．

判断基準・対処方法

【過剰陰圧の防止】
- 胸腔に過剰な陰圧をかけると困る症例を以下に示す．
- **緊張性気胸**：初期は持続吸引をかけず，水封式のみとする．小さなリークは強い陰圧でリークが増えたり穴が広がったりする．また，急激な脱気によって再膨張性肺水腫を起こすことがある．
- **肺全摘出**：強い陰圧によって縦隔臓器や健側肺が移動したり圧迫されたりする．したがって，医師の指示により，水封式

判断基準・対処方法

のみか吸引圧をかけるのか，細かく調整する．

【チューブの閉塞予防】
- 適宜ミルキングを行い，閉塞を予防する．片手でチューブの一端をしっかり固定し，ミルキングローラーを使用する．チューブを傷つけないように注意しながら行う．

【抜去予防】
- 挿入部をテープで固定する（**図8**）．
- ドレーン接続部をタイガンによって固定する．
- 胸腔ドレーンバッグは倒れないように固定し（**図9**），患者にも倒さないよう注意を促す．ドレーンが抜けたときは，直ちにドレーン鉗子2本でクランプする（患者の身近に準備しておく）．**図9**では点滴台を支えに歩行もできる．

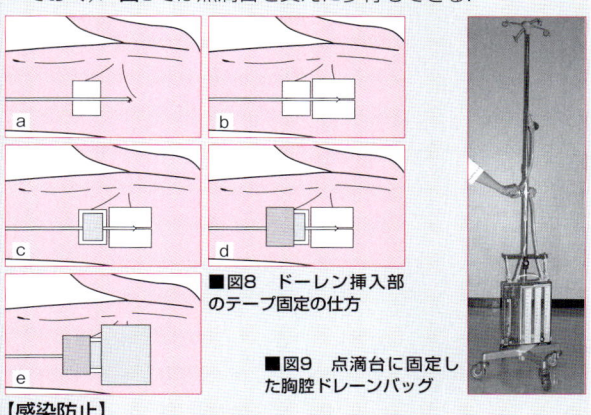

■図8　ドーレン挿入部のテープ固定の仕方

■図9　点滴台に固定した胸腔ドレーンバッグ

胸腔ドレーン

【感染防止】
- ドレーンバッグを挿入部より低い位置に置き，排液を逆流させない．
- ドレーンバッグを倒さない．倒すと排液貯留層から排液が逆流したり水封部の隙間から不潔な空気が逆流したりする．
- 水封部よりも手前で接続が外れると空気が逆流するため，接続をしっかり行う．
- 水封部の水量を確認し，減っていれば適宜補充する．
- 患者の手洗いを促す．
- ドレーン挿入部の消毒を無菌操作で行う．

5 疾患と看護のポイント

- 腫瘍
- 慢性閉塞性肺疾患
- 感染症
- 特発性間質性肺炎
- アレルギー性疾患
- 気胸
- びまん性汎細気管支炎
- 気管支拡張症
- 肺血栓塞栓症
- 急性呼吸窮迫症候群
- 過換気症候群
- 睡眠時無呼吸低呼吸症候群
- じん肺症
- 放射線肺臓炎

■腫瘍
肺癌

病態
- 肺癌は，腺癌，扁平上皮癌，小細胞癌，大細胞癌の4つに分かれる（表1）．
- 肺癌は喫煙（扁平上皮癌，小細胞癌で関連大），職業因子の影響を受ける．
- 60～70歳代にピークがあり，男性に多い．

症状
- 血痰，労作時の息切れ，胸痛，咳，発熱，体重減少など．

■表1 肺癌の種類と特徴

	扁平上皮癌	腺癌	小細胞癌	大細胞癌
頻度	40%	45%	10%	5%
好発部位	肺門	肺野	肺門	肺野
X線の特徴	空洞形成 無気肺	胸膜陥入像 血管の収束		
腫瘍マーカー	SCC CYFRA	CEA SLX	NSE Pro-GRP	
予後 (5年生存率)	よい (10～40%)	やや悪い (10～30%)	最も悪い (1～2%)	やや悪い (10～20%)

検査と診断
- **胸部単純X線**：肺野に異常陰影を認める．胸水貯留を認める症例も多い．
- **胸部CT**：腫瘤影・結節影・粒状影などを認める．リンパ節の腫大を認める．
- **細胞診**：喀痰，胸水（胸水貯留のある場合）．
- **局所麻酔下胸腔鏡**：胸水貯留症例では迅速に診断できる場合がある．
- **気管支鏡，CTガイド下生検**：診断が確定しない場合に考慮する．
- **胸部・腹部CT，頭部MRI，骨シンチグラム，PETなど**：肺癌の進展範囲・転移の把握をするために行う．

治療
- 病期（staging）により，手術療法・放射線治療・化学療法を行う．
- 病期はT（腫瘍の進展範囲）・N（リンパ節転移）・M（多臓

ココがポイント！ 抗癌剤投与中は体重，尿量，飲水量，食事摂取量，悪心の有無と変化をチェックすること！

治療

器への転移）により分類する（TNM分類, **表2**）.

- 肺癌患者の予後因子として, TNM分類の各因子・病期分類が最も重要である.
- **T**：T1は腫瘍の最大径が3.0cm以下, T2は3.0cm以上を示す. T3は腫瘍の大きさにかかわらず, 胸壁や縦隔膜, 横隔膜に浸潤している状態, T4は心臓や大動脈などの生命維持に必要な臓器, 外科的に切除不可能な臓器に浸潤している状態を表す.

■表2 TNM分類（1997）

病期	T	N	M
ⅠA期	T1		
ⅠB期	T2		
ⅡA期	T1	N1	
ⅡB期	T2	N1	
	T3	N0	
ⅢA期	T1	N2	
	T2	N2	
	T3	N1, N2	
ⅢB期		N3	
	T4		
Ⅳ期			M1

- **N**：N0はリンパ節転移がない状態, N1は患側の肺門リンパ節のみの転移を示す. N2は患側の縦隔・気管分岐部リンパ節に, N3は対側の肺門・縦隔・鎖骨上リンパ節に転移を認めた状態を表す.
- **M**：他臓器転移がなければM0, あればM1で示す.

合併症

- **パンコースト症候群**：扁平上皮癌に多い. 肺尖部の癌が上腕神経叢, 頸部交感神経節, 肋骨, 椎体などに浸潤. 頸部神経節まで浸潤した場合はホルネル症候群といい, 発汗異常や縮瞳, 眼裂狭小化などを伴う.
- **イートン-ランバート症候群**：小細胞癌に多い. 下肢筋力の低下を認める.
- **ホルモン産生腫瘍**
  - ACTH産生増加によるクッシング症候群. 小細胞癌に多い.
  - ADH産生増加で低Na血症を引き起こすSIADH（ADH不適応分泌症候群）. 小細胞癌に多い.
  - hCG産生増加による女性化乳房. 小細胞癌, 腺癌に多い.

薬剤

- 薬剤により副作用は異なるが, 腎機能障害などの副作用を伴う場合がある. 化学療法中は, 必要があれば1日尿量を測定し, 飲水量・体重などもチェックする.
- 多くの抗癌剤は白血球・赤血球・血小板減少, 悪心などを合併することがある.

● 肺癌

● 看護のポイント

観察事項	観察のポイント
《原発性肺癌》 ● 肺門型肺癌 　● 早期からの咳,痰 　● 血痰の有無 　● 肺炎症状(咳,痰,発熱,胸痛,呼吸困難) ● 肺野型肺癌 　● 疼痛 《転移性肺癌》 ● リンパ行性転移 　● 上半身の浮腫,チアノーゼ,呼吸困難 　● リンパ節腫脹の有無,大きさ 　● 疼痛　　● 嗄声 ● 播種性転移 　● 胸痛,咳　● 呼吸困難 　● 胸水　　● ショック症状 　● バイタルサインの変動 ● 血行性転移 　● 歩行状態,日常生活状況 　● 激しい頭痛,嘔吐 　● 麻痺,視力障害 　● 平行感覚障害 　● 黄疸の有無 　● 背部痛 　● 倦怠感,食欲不振,電解質のアンバランス,低血圧	● 癌が発生した部位に相関した呼吸器症状がみられる.どのような症状であるか ● 転移部位と症状に合わせ,日常生活動作,セルフケアの評価 ● 日常生活動作から予測される身体損傷のリスク
● 精神状態の変化	● 告知後,患者,家族に不安,苛立ち,抑うつ状態などがみられないか

| 注意 | 肺はリンパおよび血管組織に富んでいるうえ,循環血液量が多く,呼吸運動による臓器全体の伸縮が常時行われているため,他の臓器癌に比べ転移率が高い.最終的には呼吸不全,全身衰弱,脳転移による中枢障害などにより死の転帰をとることが多い. |

考えられること	対応
● 癌が気管支を閉塞した場合は,無気肺,呼吸困難を増強させる ● 転移症状は,肺癌の治療後の再発症状でもある ● 癌の転移により心囊液が急速に貯留すると,心臓圧迫のため,心タンポナーデとなり,頻脈,血圧低下,呼吸困難が生じる ● 反回神経麻痺により誤嚥のリスクが高くなる ● 骨転移すると転移部の痛みを伴う.歩行困難,体位保持が難しく,転倒により骨折しやすくなる	● 急変に備えた準備 ● 呼吸器症状とバイタルサインのチェック ● 心タンポナーデ時は心電図モニター装着 ● 嚥下指導 ● 確実な点滴・薬剤投与 ● 外科的治療(p.66参照) ● 化学療法(p.71参照) ● 放射線治療(p.76参照) ● 疼痛コントロールと便秘対策
● 告知直後は,衝撃を受け,精神状態が変化することが考えられる	● 告知とインフォームド・コンセントへの援助 ● 家族への精神的サポート

腫瘍

腫瘍
悪性胸膜中皮腫

病態
- 臓器の表面と体壁の内側を覆う膜の表面にある中皮細胞に由来する腫瘍．
- 発生部位では胸膜が約80％と最も多く，予後不良であり，診断確定からの生存期間は7〜17か月といわれる．
- 約80％に胸水貯留を伴う．
- 悪性胸膜中皮腫の原因にはアスベストの吸入が知られており，吸入後20〜40年後に発症するケースが多い．

症状
- 労作時の息切れ，胸痛，咳，発熱，体重減少など

検査と診断
- **胸部単純X線**：胸水貯留で発見されるケースが多い．
- **胸部CT**：胸水貯留，胸膜の肥厚（図1）．
- 穿刺して得られた胸水の所見は重要であり，特に胸水中のヒアルロン酸値や細胞診が診断に有用である．
- 胸水検査でも診断がつかないときは，CTガイド下生検や胸腔鏡などを行う．
- 診断を正確に行うため，局所麻酔下の胸腔鏡を行っている施設も増えている．

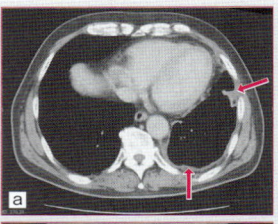

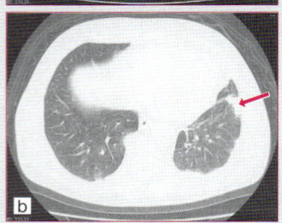

■図1 悪性胸膜中皮腫のCT像
矢印は胸膜肥厚がみられる箇所

治療
- 標準的治療法はない．
- 早期の悪性胸膜中皮腫に対しては手術療法（胸膜肺全摘術）も適応となるが，手術成績は良好ではない．
- 手術療法が困難な場合，放射線治療や化学療法などの治療を検討する．

> **ココがポイント！** 今後死亡数が増加する疾患．正確に診断するため局所麻酔下胸腔鏡を用いる施設が増えている！

合併症
- 診断目的で穿刺した胸腔部位や，胸水排液の目的でトロッカーを挿入した部位から腫瘍細胞が皮下に浸潤してくることがある．定期的な観察を要する．

薬剤
- 本疾患用の抗癌剤はペメトレキセドナトリウム水和物（アリムタ®）だけである．それ以外は肺癌などで用いる抗癌剤を使用している（化学療法の項，p.71参照）．
- 現在，シスプラチン＋ペメトレキセドナトリウム水和物による治療が一番高い奏効率を得られている．
- 抗癌剤を使用する際，さまざまな副作用がみられるが，腎機能障害を起こすことが多いため，体重の変化とともに尿量・飲水量を確認する．

MEMO
悪性胸膜中皮腫による死亡数の推移

2005年の悪性胸膜中皮腫による死亡数は約600人と報告されている．今後，悪性胸膜中皮腫の死亡数は増加し，2000～2039年の40年間では約10万人に達すると予想され，2030～2034年の5年間に死亡数のピークを迎えるとされている．悪性胸膜中皮腫はこれから増加することが確実な腫瘍性疾患である．

医師からのワンポイント
抗癌剤使用中の注意事項

- **白血球減少（好中球減少）**：抗癌剤を使用し，骨髄抑制が強く出現する場合がある．好中球が1000/mm³以下になると易感染状態となる．好中球が500/mm³以下になると敗血症や肺炎などの重症感染症を起こしやすくなる．白血球・好中球減少時は，感染に注意し，食事に関してはなまものを禁止する．また，入浴や外出なども控えるようにする．
- **起壊死性抗癌剤**：酒石酸ビノレルビン（ナベルビン®）などの薬剤を使用する場合は血管外漏出に注意する．血管外漏出が疑われるときには，滴下を止め，直ちにドクターコールをする．絶対にすぐに抜針してはいけない．

● 悪性胸膜中皮腫

● 看護のポイント

観察事項	観察のポイント
● 呼吸状態 　● 呼吸数 　● SpO₂値 　● 呼吸困難 　● 呼吸音	● SpO₂値の低下 ● 頻呼吸の出現，活動耐性の低下 ● 左右差，減弱がないか
● 胸痛 ● 咳嗽	● 程度，出現・持続時間，部位
● 精神状況	● 不安や恐怖に対する言動のみでなく，それらに起因する身体症状（不眠・食欲低下など）

MEMO

PS（ピーエス）とは？

　正式にはECOG PS（Performance Status）といい，化学療法の適応を決めるための全体状態を0〜4で表す．アメリカの腫瘍学の団体の一つであるECOGが定めた規準であり，日本臨床腫瘍研究グループ（JCOG）により和訳されている（右頁，表1）．悪性疾患による症状で活動が制限されている場合には，臨床的に判断する．

> **注意**
> ● アスベスト曝露による悪性胸膜中皮腫発症は，ニュースでも話題になっており，予後が厳しいことも患者自身が承知しているケースが多い．早期からの精神ケアを含めた援助が必要である．

考えられること	対応
● 腫瘍の増大に伴う症状の変化が出現してくる ● びまん性胸膜中皮腫では胸水貯留を伴うことも多く，呼吸音の変化は重要な観察項目である	● 医師の指示に合わせて酸素投与を行う ● 日常生活の援助を行う ● 胸腔ドレーンを行った際は，p.112参照
● 腫瘍の増大による圧排症状の一つとして重要である	● 鎮痛剤・鎮咳剤の投与を行う ● マッサージやリラクセーションを取り入れる ● 安楽な体位を保持できるようにかかわる
● 病期や告知状況が影響していると考えられる	● 精神的援助を含めた全人的なケアが必要である ● 本人・家族の希望を把握して，スタッフが統一した対応をとれるよう連携する必要がある

■表1 ECOG PS（JCOGによる和訳）

0	全く問題なく活動できる．発症前と同じ日常生活が制限なく行える
1	肉体的に激しい活動は制限されるが，歩行可能で，軽作業や座っての作業は行うことができる．例：軽い家事，事務作業
2	歩行可能で，自分の身のまわりのことはすべて可能だが，作業はできない．日中の50％以上はベッド外で過ごす
3	限られた自分の身のまわりのことしかできない．日中の50％以上をベッドか椅子で過ごす
4	全く動けない．自分の身のまわりのことは全くできない．完全にベッドか椅子で過ごす

慢性閉塞性肺疾患 (COPD)

病態
- タバコに代表される有毒な粒子やガスの吸入によって生じた肺の炎症に基づく進行性の気流制限を呈する疾患（**図1**）.

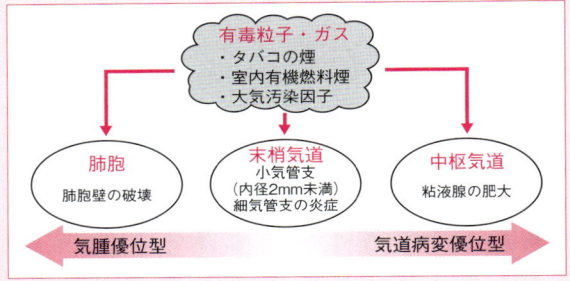

```
           有毒粒子・ガス
           ・タバコの煙
           ・室内有機燃料煙
           ・大気汚染因子
      ↙         ↓         ↘
    肺胞      末梢気道      中枢気道
 肺胞壁の破壊  小気管支     粘液腺の肥大
           (内径2mm未満)
           細気管支の炎症
  ←─── 気腫優位型 ─────────── 気道病変優位型 ───→
```

■図1 COPDの臨床像（概念図）

検査と診断
- **呼吸機能検査**：診断と重症度の判定に必須．気管支拡張薬吸入後の検査で1秒率（$FEV_{1.0}$, p.37参照）が70％未満の場合にCOPDと診断する．気管拡張薬吸入後に1秒量が200mL以上かつ12％以上増えた場合は可逆性があると判断され，気管支喘息の合併や鑑別が必要となる．
- **胸部X線**：早期のCOPDを診断することは困難である．
- **胸部CT**：肺気腫，びまん性汎細気管支炎，気管支拡張症など，病型の判断に有用である．
- **運動負荷試験**：患者の予後を判定するために行う．

治療
- 薬物療法だけでは予後は改善されないため，運動療法，栄養療法，患者教育を含めた包括的なリハビリテーションが望ましい．
- **禁煙**：禁煙できない患者には薬物療法やリハビリテーションなどの治療の意味がない可能性があることを明確に伝える．
- **薬物療法**：後述の薬剤の項参照．
- **栄養療法**：体重の減少は予後不良因子である．標準体重の90％未満の患者には必要性を考慮する．栄養療法の詳細は

> **ココがポイント！** 一に禁煙，二に栄養，三四が薬物，五にリハビリ．どれか一つでは治療効果は上がらない！

治療
- p.105を参照のこと.
- **酸素療法**：適応がある患者に導入すると予後が改善される. 患者にとっては上肢を使う食事も労作である. 食事中に疲労感や息切れを感じる場合は, 酸素カニュラを利用してもらうと食欲不振が改善されることがある.
- **換気補助療法**：急性増悪時には侵襲的陽圧換気療法（いわゆる人工呼吸器）やNPPV（非侵襲的陽圧換気）の必要性が出てくることも多い. 近年では, まずNPPVを導入し, 改善されなければ侵襲的陽圧換気療法を導入する傾向にある. 倫理的な問題もあるため, 症状が安定しているときに, 急性増悪時に換気補助療法を利用するかどうかについての希望や考え方を患者にあらかじめ確認しておくとよい.

合併症
- **肺炎**：予防を目的として肺炎球菌ワクチンを接種しておくことが望ましい.
- **インフルエンザ**：毎年, インフルエンザワクチンを接種することを勧める.
- **るいそう**：栄養指導を行う.
- **肺癌の続発**：喫煙歴がある患者が多いため, 安定期に検診や人間ドックの定期受診を勧める.
- **肺高血圧, 肺性心**：下肢浮腫や胸部X線写真, 心電図などが参考となる.

薬剤
- **気管支拡張薬**（内服薬もあるが吸入薬が主体である）
  - 吸入薬：抗コリン薬（スピリーバ®, テルシガン®, アトロベント®）, β2刺激薬（セレベント®, サルタノール®, メプチン®）.
  - 貼付薬：β2刺激薬（ホクナリン®テープ）.
- **グルココルチコイド**
  - 吸入薬：フルタイド®, パルミコート®, キュバール®, オルベスコ®. β2刺激薬との合剤であるアドエア®も注目されている.
  - 内服薬：長期の内服は好ましくない.
- **メチルキサンチン類**
  - 内服薬（テオドール®, テオロング®）や注射剤（ネオフィリン®）は血中濃度を測定しながら使用する. 悪心や頭痛を生じることがある.

慢性閉塞性肺疾患（COPD）

●看護のポイント

観察事項	観察のポイント
● 呼吸状態 　● 呼吸数 　● SpO₂値 　● 呼吸困難（労作時） 　● 呼吸音 ● 胸鎖乳突筋の発達 ● 咳嗽 ● 感冒様症状 ● 喀痰 ● チアノーゼの有無 ● ばち指 ● 浮腫 ● 頭痛 ● るいそう，体重減少	● 頻呼吸や呼吸困難時のSpO₂値の低下はないか ● 聴診時，呼吸音は清明か ● 安静時，労作時で呼吸困難に違いはあるか ● 持続する咳嗽があるか，咳嗽時に喀痰がみられるか ● 喀痰の量と性状，時間帯

COPDの病型と所見

《肺気腫》
- 一般的に痩せ型で樽状胸郭を認める．呼気の延長や努力性の呼吸に伴い，口すぼめ呼吸がみられる．
- 聴診上，呼吸音の減弱，努力呼気時の連続ラ音，喘鳴音が聴取される．

《慢性気管支炎》
- 一般的にやや小太りで，重症例では，チアノーゼ，ばち指などもみられる．
- 聴診上，湿性ラ音，ときにいびき音が聴取される．

> **注意**
> - 十分な酸素投与が必要であるが，CO_2の蓄積をきたしていないかを観察することが重要である．
> - 気道感染は重要な増悪因子であり，感染予防についての指導が必要である．

考えられること	対応
● 気道壁が，浮腫や筋肥大，粘液腺肥大により肥厚するため咳嗽や喀痰，呼吸困難といった症状が起こる ● 管腔内の過剰分泌物による喀痰は一般に粘性であり，起床時や早朝時に多い ● 高二酸化炭素血症を伴う場合は，起床時の頭痛がみられる ● 重症化に伴い栄養状態が不良となることが多い．在宅酸素療法が適応されることもある	● 急性増悪時に備えた準備（ステロイド投与，酸素療法） ● 急性増悪時，酸素投与を行う ● 呼吸状態の悪化や意識レベルの悪化の場合，人工呼吸器を装着することがある ● 労作時のSpO_2値に低下があれば，モニター観察や酸素投与を行う ● 排痰および肺機能の保持のために呼吸リハビリテーションを取り入れる（p.92参照） ● 喫煙は病態の進行や肺癌の合併を促すため禁煙を指導する ● 水分出納の管理，栄養管理 ● ステロイドの副作用の予防（感染，高血糖，胃潰瘍，精神障害，高血圧，骨粗鬆症など） ● 呼吸困難の増悪に対する心理的サポート ● 感冒を契機に急性増悪を生じることがあるため，日常から手洗い・うがいを励行する ● 一定の基準を満たす場合は在宅酸素療法が行われる

慢性閉塞性肺疾患

感染症
肺炎

病態
- 病原菌を吸入し,肺実質に急性の炎症を起こしたもの.
- 市中肺炎,院内肺炎,ナーシングホームでの肺炎,誤嚥性肺炎,人工呼吸器関連肺炎などに分けられる.感染した場所は起因菌を推測するうえで重要である.

症状
- 急性に出現または悪化する咳,痰,発熱,息切れ,全身倦怠感などが典型症状.
- 呼吸困難や胸膜炎合併の場合は胸痛を伴うことがある.
- 高齢者の場合は典型症状を示さないことがある.

検査と診断
- 意識レベル,バイタルサイン(呼吸数を忘れずに),身体所見(ラ音,呼吸音の減弱や左右差,呼吸の深さ,胸郭運動の良し悪し,努力呼吸,チアノーゼなど)の確認.
- **SpO_2,血液ガス検査**:呼吸状態や酸素化,二酸化炭素貯留の有無の確認.
- **胸部単純X線(胸部CT)**:肺炎の診断および肺炎の広がりの確認.
- **喀痰グラム染色,喀痰・血液培養**:起因菌の確認.
- **尿中抗原検査**:起因菌に肺炎球菌,レジオネラを疑うとき.
- **血液検査**:白血球,CRP,肝機能,腎機能,電解質,血糖値,凝固能など.
- **胸腔穿刺**:胸水貯留が存在し穿刺可能なときに行い,pH,グルコース,グラム染色,培養検査,細胞数,細胞分画,蛋白,LDHのデータをもとに膿胸と肺炎随伴胸水を鑑別する.

治療
- **安静**:必要だが,ADL維持には細心の注意を払うこと.
- **酸素化**:必要十分かつ過剰にならない量の酸素吸入(SpO_2はいつでも高く維持するのがよいとは限らない).
- **薬物療法**:治療開始前に起因菌をとらえる努力を怠らないことが重要となる.抗菌薬の選択の際には想定される起因菌をねらい,適切な量・投与間隔で開始する.起因菌想定が難し

> **ココがポイント!** 起炎菌の決定,抗菌薬の適正使用,排痰が重要.
> 基礎疾患を考慮し,酸素・輸液量を調節する!

治療

ければ，重症度に応じた抗菌薬を選択する．起因菌が判明したら抗菌薬を目的菌に合わせて変更する．
- **輸液管理**：補液や栄養管理を必要に応じて行う．
- **排痰**：体位ドレナージ，ネブライザー，スクイージングなどで排出を促す．
- **換気補助**：ときにNPPVや人工呼吸器を使用する．
- **治療開始後**：発熱，咳，痰や呼吸困難などが改善してくるか否かを確認する．

合併症

- 窒息（いわゆる痰詰まり），低酸素血症，CO_2ナルコーシス，脱水，敗血症，ショック，MOF（多臓器不全），SIRS（全身性炎症反応症候群），ARDS（急性呼吸窮迫症候群），血糖値異常（糖尿病患者）など．

薬剤

- 感染場所（市中，院内など）や基礎疾患，治療歴から起因菌を推測して治療を開始する（**表1**）．

■表1　発症状況と抗菌薬の選択例

発症状況	高頻度例	抗菌薬例
市中	肺炎球菌	セフトリアキソンナトリウム（ロセフィン®）
院内	緑膿菌	セフタジジム（モダシン®）
人工呼吸器関連	MRSA	塩酸バンコマイシン（バンコマイシン®）
免疫抑制状態	ニューモシスチス肺炎	ST合剤（バクタ®）

MEMO

基礎疾患をもつ肺炎患者への注意点

酸素や補液，薬剤量などは個々の病態を考慮して対応する．
- **虚血性心疾患**：SpO_2 95%以上を目標．
- **CO_2ナルコーシス**：SpO_2 90％台前半を目標．
- **肺気腫**：CO_2ナルコーシス，心不全が続発するのを防ぐため，SpO_2 90％台前半を目標とし，過剰補液に注意する．
- **心機能障害**：心不全を防ぐため，過剰補液に注意する．
- **低栄養**：炎症部分に水分が漏出しやすいため，過剰補液に注意する．
- **糖尿病**：血糖コントロール．
- **腎機能低下**：抗菌薬の投与量（減量の検討）．

●肺炎

●看護のポイント

観察事項	観察のポイント
●呼吸状態 　●呼吸数 　●SpO₂値 　●呼吸困難 　●呼吸音 ●発熱 ●脱水 ●意識障害 ●咳嗽 ●喀痰 ●胸痛 ●バイタルサインの変動 ●既往歴の有無 　●脳梗塞 ●合併症 　●心不全，肝不全， 　●慢性閉塞性肺疾患 　●糖尿病，喫煙，飲酒過多， 　　抗菌薬服用	●呼吸音の減弱や断続性ラ音の聴取 ●発熱の随伴症状はみられるか 　●頭痛，食欲不振，全身倦怠感 　●筋肉痛，関節痛 ●喀痰の性状 ●左右の肩甲骨上第8肋間付近の呼吸音の聴取

> **注意**
> - 安静を保つことによって症状を軽減させるとともに、病原菌に対する化学療法を行い、合併症を防ぐ。
> - 栄養と水分補給、体位ドレナージが重要である。

考えられること	対応
● 喀痰は肺炎の病原菌を検出するために重要な検体である ● 痰を伴わない咳は、マイコプラズマ肺炎やクラミジア肺炎に多い ● 病変が胸膜に及べば胸痛をきたす ● 病原菌が血中に侵入すると、敗血症、ショックをきたす。また、DIC（播種性血管内凝固）やMOFに進展することがある ● 高齢者、脳梗塞患者は咳反射の低下により、不顕性誤嚥による肺炎が発症する ● 脳梗塞既往の患者は嚥下反射が著しく低下している ● 誤嚥は通常左肺よりも右肺に多く、喉下部（S6あるいはS10）の領域の肺に起こりやすい。	《急性期》 ● 急変に備えた準備 ● 経時的に呼吸器症状とバイタルサインのチェック ● 呼吸管理、誤嚥予防、口腔ケア ● 確実な点滴、薬剤投与と水分バランスのチェック ● 経口開始時は、必ず嚥下テストを行う ● なるべく早期からの嚥下、呼吸リハビリテーションを開始する 《慢性期》 ● 口腔ケア、嚥下訓練 ● リハビリテーションとADLの自立を支援する ● 個々に合わせた食事形態と栄養管理

感染症

■感染症
誤嚥性肺炎

病態
- 肺炎のなかでも特に食物や唾液，ときに消化管から逆流したものが，肺に流れ込んで起こる．食事中・食後に咳嗽・痰が増えたり明らかにむせたりする例もあれば，自覚症状のはっきりしない不顕性誤嚥もある．また，何らかの理由で体調を崩し，その二次的なものとして誤嚥を起こすこともある．
- **発症背景**：高齢，寝たきり状態（原因を問わず），神経疾患（認知症，脳血管障害，変性疾患，パーキンソン病，脳腫瘍など），口腔の異常（咬合障害，口内乾燥，悪性腫瘍，口腔内が不衛生な状態など），胃・食道疾患（胃・食道癌術後，放射線照射後，胃食道逆流，食道運動不全など），咽喉頭疾患（咽頭癌・喉頭癌術後や放射線照射後など），医原性（向精神薬，鎮静剤，睡眠剤，経管栄養など），アルコール多飲など．

症状
- 一般的には咳，痰，発熱，呼吸困難であるが，単に意識障害や食欲低下という主訴で来院することも多い．特に高齢者や脳血管障害の既往がある，慢性に繰り返している場合は典型症状を示さないことがある．

検査と診断
- 肺炎に準じる（p.130参照）．
- 簡易嚥下誘発テスト，飲水試験，反復唾液嚥下試験，嚥下造影検査，咽喉頭ファイバーなど．
- 患者背景から誤嚥の可能性を疑わないと，嚥下機能の低下を見逃して，対策のないまま食事を開始してしまう．ときに窒息を招く．
- 患者背景および胸部X線画像の陰影分布から誤嚥の可能性を疑ったうえ，上記の検査を行い全体像から判断する．
- 検査で誤嚥が明らかにならなくても，解熱が得られたはずの状況で再び発熱したり，一過性にSpO2が低下したり，胸部X線画像に再増悪がみられたりすれば，誤嚥が示唆される．

> **ココがポイント！** 退院先，経口摂食継続の有無，リハビリテーションを行うか否かなどの検討が必要！（左MEMO参照）

治療
- **一時的な禁食，補液**：すでに経管栄養であればそれも中止．ただし，早期に消化管を使用開始することは重要である．
- **中心静脈栄養**：入院2〜3日目には栄養補充を開始する．長期低栄養状態が続いていたと予想される患者に対して，慌てて過量のカロリーを補充しない．ゆっくりと投与カロリーを増加させる．
- **薬物療法**：抗菌薬投与（ときにステロイド投与）．
- **その他**：酸素投与，口腔ケア，嚥下リハビリテーション．（ときに気管食道離断術〔適応は十分検討が必要〕）．

合併症
窒息（いわゆる痰詰まり），低酸素血症，CO_2ナルコーシス，脱水，敗血症，ショック，MOF（多臓器不全），SIRS（全身性炎症反応症候群），ARDS（急性呼吸窮迫症候群）など．

薬剤
- グラム陽性球菌と嫌気性菌が起因菌になることが多いため，クリンダマイシン，ペニシリン系薬，カルバペネム系薬などが用いられる．

> **MEMO**
>
> **誤嚥性肺炎で入院した患者の治療上のポイント**
>
> ①**人工呼吸器の適応の判断**：嚥下機能が慢性進行性に低下していく患者では，再発のたびにADLが低下していくため，延命の意味を含んで人工呼吸器を導入するか否かを検討する．患者が判断できない場合はキーパーソンと十分に話し合う．
> ②**基礎疾患を考慮した対応**：p.131のMEMO参照．
> ③**患者が経口摂取可能かの判断**：再発予防までを含んだ摂食・嚥下リハビリテーションについてはp.96参照．食事が困難と判断した場合，経鼻胃管，胃瘻，腸瘻，中心静脈栄養などに移行するかどうかを患者やキーパーソンと十分に話し合う．
> ④**入院を機に生活の場を施設に移すことを検討する場合**：必要な環境整備などについて検討，相談にのる．
> ⑤**介護保険導入などの検討**

●誤嚥性肺炎

●看護のポイント

観察事項	観察のポイント
● 発熱 ● 咳嗽	● 熱型や咳嗽の有無 ● 咳嗽反射と咳嗽力
● SpO₂値 ● チアノーゼの有無	● 低下はないか
● 喀痰 ● 呼吸音	● 痰の量は多いか,性状(粘稠度・色)はどうか ● 副雑音は聴取されるか
● 口腔内の汚染状況	● 痰が貯留していないか ● 異臭はないか ● 唾液の分泌状況
● 嚥下・咀嚼の状況 ● 入院前の摂食状況	● むせ込みはないか 　● 一回摂食量　● 摂取方法 　● 摂食形態　● 介護状況

> **注意**
> ● 誤嚥性肺炎は社会の高齢化に比例して増加することが予想される．高齢者では肺炎症状が顕著に現れないケースも多く，トータルアセスメントが重要である．

考えられること	対応
● 発熱は体力消耗を招き，特に高齢者では容易に脱水になる ● 誤嚥物を排出できず肺炎をきたしたと考えられる ● 高齢者では発熱・咳嗽の所見を欠くことがあるので，普段と比較し活動性が低下しているなども指標になる	● 医師へ報告し，指示に従い抗菌薬・解熱剤の投与を実施，クーリングを行う ● 咳嗽反射の程度から今後の経口摂取の可否を判断する
● 炎症の波及や痰による気管支の閉塞により，酸素飽和度が低下することがある	● 医師の指示に合わせて酸素投与を実施
● 炎症が強いと，黄色やベージュ色の痰を喀出することがある ● 脱水などで痰の粘稠度が増すことがある ● 気管支に痰が貯留していると副雑音が聴取されるが，呼吸筋疲労があると呼吸音が聴取されにくいこともある	● 自己喀痰できない場合は，その原因をアセスメントし，スクイージング・体位ドレナージ・ネブライザーなどにより自己排痰を促す．それでも不可能な場合は吸引を行い，クリアランスを保つ
● 口腔内常在菌の誤嚥により肺炎をきたしていることが考えられる ● 口腔内が乾燥していると細菌が繁殖しやすい	● 口腔ケアの実施 ● 唾液腺の刺激，口腔内の潤滑剤の活用
● むせ込みでは食物の誤嚥が考えられる ● 摂食後のSpO$_2$の低下，咳嗽，痰の増加は誤嚥の徴候	● 誤嚥性肺炎のリハビリテーションの項（p.96）参照

感染症

■感染症
膿胸

病態
- 胸腔内に膿性滲出液（膿汁）が貯留した状態．胸膜が肥厚し，癒着を起こす．
- 肺炎や肺化膿症から続発するほか，敗血症や外傷・開胸術後，肝または横隔膜下膿瘍による感染，食道などの内臓破裂に続発することもある．
- 歯周囲疾患，不衛生な口腔内，糖尿病や免疫力低下などを背景とする患者，高齢者に多くみられる．
- 膿胸の起因菌の多くは嫌気性菌である．
- 3か月以上にわたる慢性例では結核性のことが多い．

症状
- 発熱，咳嗽，喀痰に，胸痛や呼吸困難，激しい動悸などを伴う．

検査と診断
- 身体診察で，打診による濁音，胸郭運動の減少，呼吸音の減弱・消失がみられる．
- **胸部X線**：軽症・早期例では胸水貯留陰影を認める．胸膜の肥厚・癒着により，数日で胸部X線陰影が大きく変化する．
- **胸腔穿刺**：多くの症例が嫌気性菌によるため，嫌気的に膿汁を採取し，好気と嫌気で培養して起炎菌を確定する．胸膜の肥厚・癒着により胸水採取が難しくなるため，膿胸を疑えば，速やかに穿刺を行う（試験穿刺，p.111の**図1**参照）．胸水の性状（**表1**）が一見膿汁様でなくても，膿胸と考えられることがある．

■表1　胸腔穿刺による穿刺液の性状所見と原因疾患

性状所見	原因疾患
血性	癌性，結核性，穿刺による胸腔内出血
黄色混濁，腐敗臭なし	化膿性，結核性
黄色混濁，腐敗臭あり	化膿性，嫌気性菌
黄色（混濁），乳糜性	フィラリア症，リンパ管炎，胸管圧迫
茶色	アメーバ症
黒色	アスペルギルス症

> **ココがポイント！**
> - 胸水貯留があれば速やかに試験穿刺を行い，胸腔ドレナージの適応かどうか性状・検査値をチェックする！

検査と診断

- **診断データ**：胸水の比重1.018以上，白血球500/mm³以上，蛋白質2.5g/dL以上，好中球100,000/μL以上，グラム染色（＋），pH7.2未満．

治療

- 胸水が膿性，グラム染色（＋），pH7.0以下，グルコース40mg/dL以下，LDH1,000IU/Lであれば，胸腔ドレナージの適応となる．貯留液が多量であれば持続ドレナージ，少量であれば穿刺排液を行う．その後，抗菌薬や消毒薬を入れた生理食塩水で胸腔内洗浄を行う．胸腔内のフィブリンを溶解してドレナージを円滑に行うため，血栓溶解薬（ウロキナーゼ®）を注入することがある．
- 結核性では抗結核薬を投与する．
- 慢性例では外科的な切開排膿，胸膜剥離が行われる．

合併症

- **ショック**：胸膜痛に伴う迷走神経反射．
- **再膨張性肺水腫**：膿汁貯留により長期間虚脱した肺が，急激に再膨張することで生じる．排液の直後から呼吸困難，喘鳴などがみられる．
- **出血・臓器損傷**：穿刺の際に誤って血管や肺，肝臓，脾臓などを傷つける．また，癒着剥離の場合にも出血がみられることがある．

薬剤

- 試験穿刺で得られた胸水をグラム染色した結果で抗菌薬が選択されることが多い．慢性で明らかな細菌が確認されない場合は結核性も疑う．

● 膿胸

●看護のポイント

観察事項	観察のポイント
● 呼吸状態 　● SpO₂値 　● 呼吸困難 　● 呼吸音	● 呼吸困難はあるか ● 呼吸困難時, SpO₂値の低下はあるか ● 患側の呼吸音の減弱はあるか
● 咳嗽 ● 喀痰	● 咳嗽の有無 ● 持続する咳嗽があるか, 咳嗽時に喀痰がみられるか ● 喀痰の量が増加していないか, 膿性になっていないか
● 発熱	● 発熱を伴っているか

> **注意**
> - 慢性に移行した膿胸に対して,手術療法や胸腔ドレナージが適応になることがある.
> - 抗菌薬の投与とともに,十分な栄養や補液で全身状態の改善に努め,増悪予防に感染対策を励行する.

考えられること	対応
- 炎症が起こり感染した状態が続くと,労作時に呼吸困難が生じたりSpO₂値が低下したりする	- 抗菌薬の投与
- 酸素投与
- ネブライザー吸入
- 体位ドレナージ
- 栄養,水分補給
- 有効な排痰が行えるように指導する
- 膿性の痰を喀出することが多いが,病態の軽快に伴い痰量の減少と膿性の消失がみられる
- 喀痰は黄色または緑色で不快な腐敗臭がすることがある.腐敗臭がした場合,嫌気性菌が原因のことが多い	- 病態が進行し,低酸素血症が高度になれば酸素療法を行う
- 感染予防行動の指導(含嗽,手洗い,マスク着用)
- 感染状態にあると発熱を伴う	

感染症

■感染症

結核,非結核性抗酸菌症(NTM)

病態

《結核》
- 結核菌[*1]による伝染性疾患.一次結核と二次結核がある.
- **一次結核**:初回感染に引き続き発症するもので,感染者の約5%にみられる.
- **二次結核**:既感染者で再燃し発症するもの.加齢,悪性腫瘍,血液疾患,糖尿病,免疫抑制剤使用,HIV感染症,低栄養など抵抗力減弱時に発症しやすい.既感染者の約5%にみられる.
- 結核菌に曝露されたからといって感染したとは限らず,発症した(活動性結核)からといって,他者に伝染しうる(感染性活動性結核)とは限らない.隔離は感染性を確認して決定.

《非結核性抗酸菌症;NTM》
- 多菌種が原因となるが,約80%を占めるMAC(マック)症[*2]と約15%を占めるカンサシ症[*3]が重要.
- 陳旧性肺結核などの空洞・気管支拡張に菌が生息する例と,呼吸器疾患が背景にない中高年女性に好発する例が典型.

症状
- 特徴的なものはない.無症状,咳嗽,喀痰,血痰,喀血,発熱(多くは微熱),胸痛,呼吸困難感,全身倦怠感,体重減少など.

検査と診断

- **胸部単純X線,胸部CT**:①結核の典型例は上葉やS^{6}に浸潤陰影,散布陰影を伴う結節陰影や空洞形成を呈する(特に二次結核).②呼吸器疾患が背景にないMAC症では中葉・舌区を主体とした小葉中心性小粒状陰影が典型例.結核と区別のつかないことも多い.③カンサシ症も結核とよく類似する.
- **喀痰検査**:抗酸菌塗抹検査,培養検査,PCR(ときに胃液,気管支鏡検体).特に結核菌は細菌学的に培養同定ができれば,薬剤感受性までわかる.
- ツベルクリン反応,インターフェロンγ(Quanti FERON®)

> **ココがポイント!** 結核は「空気感染」するため,結核病棟に入るときはN95マスクを確実に装着する!

[*1] 起因菌は *Mycobacterium tuberculosis*(テーベ)
[*2] 起因菌は *Mycobacterium avium/intracellulare complex*(マック)
[*3] 起因菌は *Mycobacterium kansasii*(カンサシ)

治療

- 薬物療法がメインとなる（略字については**表1**を参照）.

《結核》 基本はINH＋RFP＋EB＋PZAを最短26週間（PZAは初期8週）または，INH＋RFP＋EBを9か月．薬剤耐性を防ぐため，日々確実にすべての内服薬継続が非常に大切．DOTsを推奨．

《NTM》 治療期間は「菌消失後12か月以上」が基本．

- **MAC症**：基本はRFP＋CAM＋EB（＋SM）．ただし，薬の効果が悪く，肺の破壊が徐々に進行することも多い．ときに手術を検討する．
- **カンサシ症**：基本はINH＋RFP＋EB．内服治療で治る．
- 排菌している患者（喀痰の抗酸菌塗抹陽性者）は入院病棟（陰圧）を有する病院に紹介して治療することが望ましい．
- 結核治療歴のある患者，治療失敗例，耐性結核，妊婦は特別な配慮が必要であり，専門医師のいる病院を紹介する．

合併症

- **疾患に伴うもの**：血痰，喀血，気管支拡張，緑膿菌定着，肺ア症，低栄養や呼吸筋疲労による慢性呼吸不全など．
- **薬剤によるもの**：肝機能障害，食欲低下，球後視神経炎，聴神経障害，薬熱，薬疹，末梢神経障害など．

薬剤

■表1 薬剤の奏功一覧

一般名	商品名	略字	結核	MAC症	カンサシ症
イソニアジド[※1]	イスコチン®,ヒドラ®,ヒドラジット®	INH	◎	×	○
リファンピシン	リファジン®,リマクタン®	RFP	◎	◎	◎
塩酸エタンブトール	エタンブトール®,エブトール®	EB	○	○	○
ピラジナミド	ピラマイド®	PZA	◎	×	×
硫酸ストレプトマイシン	硫酸ストレプトマイシン®	SM	○	○	○
レボフロキサシン	クラビット®	LVFX	○	○	○
クラリスロマイシン[※2]	クラリス®,クラリシッド®	CAM	×	◎	○
アジスロマイシン水和物[※3]	ジスロマック®	AZM	×	◎	○

◎：重要な薬剤，○：よく用いる薬剤，×：効果がない（または不明）薬剤
[※1]：末梢神経障害予防のためビタミンB_6を併用，[※2]：CAMの代わりにAZMも使用，[※3]：週2〜3日内服のことが多い

> **ココがポイント！**
> - 喀痰抗酸菌塗抹陽性＝結核ではない！
> - NTMは「人から人へ」は感染しない！

●結核, 非結核性抗酸菌症 (NTM)

●看護のポイント

観察事項	観察のポイント
●呼吸状態 　●SpO$_2$値 　●呼吸困難 　●呼吸音 ●咳嗽 ●喀痰 ●胸痛 ●血圧 ●薬による副作用 　●食事量 　●尿量 　●排便(回数, 性状) ●糖尿病患者の血糖値 ●喀血の有無と心理的サポート	 ●咳嗽回数の増減, どの時間帯に起こりやすいか ●喀痰の量や色 ●血糖値の推移

結核・NTM患者の退院後を見据えた指導と看護

　結核:入院時は既往歴,家族歴,接触歴も聴取する.検査データ,特に痰の塗抹検査,培養検査の結果が理解できるように指導する.入院当初から退院後の生活を考え精神面の援助を含めた看護計画を立案し,指導を行う.患者の住む地域の保健所やケースワーカーなどと連携をし,社会資源を有効に活用できるよう環境を整える(退院後の生活の基盤作り).

　NTM:結核のように,DOTsは導入されてないが,治療期間が1年以上かかることが多いため,退院後も確実に服薬し,医師の指示があるまでは休薬しないように当初から指導していく.退院後も痰やX線検査があるため,必ず受診するよう指導する.

注意	● 結核治療は長期服薬で生体内の結核菌を根絶することにある．DOTs*（対面服薬治療）を導入し，薬の飲み忘れ，飲み残しがないように第三者が確認し，毎日同じ時間帯に患者が服薬できるよう習慣づける． ● 薬の種類，量，副作用の理解のために，薬剤師による薬剤指導が必要．

考えられること	対応
● 胸痛は胸膜癒着により生じる ● 塩酸エタンブトール（EB）は血糖値を上昇させる傾向にある	● 呼吸困難時，病側を上にすると呼吸困難が軽減する．就寝時も頭部側を挙上するなど安楽体位をとる ● 室内の換気を良好にし，咳嗽は口を覆い人のいない方に向かってするように指導． ● 痰の喀出は人のいない方に向かって行い，ティッシュに痰を取り所定の場所に捨てる ● 喀血の際，出血源が容易に推測できれば病側を下にする．特に血圧の変動に注意し可能であれば起座位をとり血液はできるだけ吐き出させる．呼吸音を聴取（医師の許可を得て雑音部を中心に冷罨法）．入浴や熱い飲み物は控えるように指導する．出血量が増してくると不安も強くなるのでできるだけ付き添い，不安の除去に努める ● 薬の副作用を覚えてもらい，多めの飲水で服薬してもらう ● 糖尿病患者の薬物療法時の血糖コントロール ● その他の呼吸器疾患との合併や二次感染，呼吸不全症状に注意する

＊DOTs：directly observed treatment short-courseの頭文字を集めたもの．WHO（世界保健機関）が推奨する結核対策戦略である．

■感染症

肺真菌症（肺アスペルギルス症）

病態
- アスペルギルスとは自然環境中に広く存在する糸状真菌で，本菌の生分子が肺胞に生着することで感染が成立する．
- 気管支拡張症（肺結核治療後が主），ステロイドや免疫抑制剤長期使用中，血液疾患，白血球減少症（白血病やその抗癌剤治療中）など，全身または局所の抵抗力の低下時に感染・発症する．
- 肺アスペルギルス症（肺ア症）は，慢性壊死性肺ア症（CNPA），侵襲性肺ア症（IPA），肺アスペルギローマに分類される．アレルギーが関与する病態（アレルギー性気管支肺ア症）がある．

症状
- CNPA，肺アスペルギローマ：喀痰，血痰，喀血，発熱，咳嗽，呼吸困難，全身倦怠感など．
- IPA：上記の症状が急性に出現．

検査と診断

《CNPA，肺アスペルギローマ》
- 基礎疾患：陳旧性肺結核，気管支拡張症，肺嚢胞症，肺線維症，胸部術後など．
- 画像検査：胸膜肥厚の出現や進行，菌球，半月徴候，空洞の拡大，空洞壁の肥厚など．

《IPA》
- 基礎疾患：遷延する好中球減少症，GVHDの存在，ステロイド長期使用，免疫抑制剤使用，低栄養など．
- 画像検査：ハローサイン，三日月サイン，急性に出現した結節影，浸潤影，胸膜直下の楔状陰影など．

《共通》
- 病理学的検査：喀痰・気管支鏡での細胞診や組織診（糸状真菌を確認）．
- 培養検査：喀痰・気管支鏡検体（吸引痰，BALなど）．
- DNA診断：PCR法．
- 血清学的検査：β-Dグルカン，アスペルギルス抗原，アス

> **ココがポイント！** 日本国内の肺真菌症の多くは肺ア症．死因は主に肺炎，慢性呼吸不全，心不全，喀血である！

検査と診断
ペルギルス沈降抗体.
- 細菌学的・血清学的な証明が難しく，画像診断と除外診断が決め手となることも多い．

治療
- 局所性（限局性）の菌球性肺ア症は外科的切除．
- 上記以外の肺ア症は抗真菌薬の点滴または内服．
- IPAは致死的なため，点滴製剤を十分量使用する．対応は緊急を要する．

合併症
- 血痰，（大）喀血，肺炎，慢性呼吸不全，低栄養，（右）心不全．

薬剤
- 抗真菌薬として，アムホテリシンB（ファンギゾン®），注射用アムホテリシンBリポソーム製剤（アムビゾーム®点滴静注用），ボリコナゾール（ブイフェンド®），イトラコナゾール（イトリゾール®），ミカファンギンナトリウム（ファンガード®）．

MEMO

その他の肺真菌症

《肺クリプトコッカス症》
- 土壌や鳥（特にハト）の糞にその菌が存在し，免疫低下患者（悪性腫瘍，膠原病，ステロイド・免疫抑制剤使用者，腎疾患，糖尿病など）に起きることが多いが，健常者に発症することもある．
- 肺癌や結核と間違われることがある．
- 髄膜炎を発症することがあり，重症化する．その場合は脳脊髄液の検査を行って確認する．

《ニューモシスチス肺炎》
- 原因菌はかつてニューモシスチス・カリニとよばれ，原虫に分類されたり真菌に分類されたりしてきた．
- 免疫抑制状態で発症する日和見感染症の代表例である．
- ステロイド治療や免疫抑制剤使用中に比較的急速に進行する息切れ，発熱，咳嗽（乾性）が出現し，胸部単純X線で両側びまん性に広がるスリガラス状陰影を認める．

● 肺真菌症（肺アスペルギルス症）

● 看護のポイント

観察事項	観察のポイント
● 呼吸状態 　● 呼吸数 　● 呼吸パターン 　● SpO₂値 　● 呼吸音 ● 咳嗽 ● 喀痰, 血痰の有無 ● 胸痛 ● 発熱	● 侵襲型, 活動性の低いものに関しては無症状のことが多い ● 聴診では病変部に一致して, 水泡音・喘鳴を聴取する ● 呼吸は浅速性の呼吸となることがある ● 血痰が出現することがある. 性状（鮮血であるか暗血であるか）, 量を観察することが必要である ● 肺炎合併も視野に入れ, 呼吸状態を観察する
● 排便状況 ● 咳嗽	● 便回数・性状 ● 咳嗽の頻度. 体位や時間で増強がないか確認する
● 栄養状態	● 体重減少 ● 食事摂取量 ● 食欲 ● るいそうの有無
● 抗真菌薬の副作用	● 低カリウム血症 ● 悪心　● 血管痛 ● 視神経障害 ● 頭痛　● 発熱 ● 腎機能障害

| 注意 | ● 抗真菌薬は退院後も継続内服が必要なケースがほとんどであり，自己中断しないよう介入していくことが必要である． |

考えられること	対応
● 血痰・喀血により気管支を閉塞し窒息する危険性がある	● 大量喀血で死に至るケースもあるため，前駆症状（呼吸の状態，あくび，胸部不快感，胸痛）に注意し，大量喀血がみられたら，以下の急変対応が必要となる． 　● 気道確保　● 補液・輸液 　● 吸引　● 昇圧剤投与 　● 酸素投与　● 止血剤投与 　● 必要時，救命処置 ● 喀血時，血液の気管支への垂れ込みを防ぐため，患側を下にした体位をとるようにする ● BAE（気管支動脈塞栓術）施行時は術後の合併症予防が必要である（p.70参照）
● 胸腔内圧を高めるような動作は血痰・喀血のリスクを高める	● 医師の指示により鎮咳剤の投与 ● 排便コントロール
● 咳嗽の頻発などにより必要以上のカロリーが消費され，栄養状態不良につながる	● 栄養剤の投与，食事環境の整備，食事の種類の検討
	● 症状がみられたら，医師へ報告

感染症

■感染症
インフルエンザ

病態
- インフルエンザウイルス(主にA, B型)による上気道を主とした急性感染症である.
- 表1のような特徴から, 一般のかぜ症候群とは区別される.

■表1 インフルエンザの特徴
- 突発する高熱と, 全身倦怠や関節痛などの全身症状で発症し, 重症感が強い
- わが国では主に冬に流行し, 短期間に大量の患者が発生する
- 迅速診断法, 特異的な治療薬, ワクチンが臨床応用されている
- 病院内で集団発生(アウトブレイク)のリスクが高い
- 新型による世界的大流行(パンデミック)が起こるかもしれない

症状
- 潜伏期1〜3日.
- 突発する発熱, 悪寒, 戦慄, 関節痛, 筋肉痛, 頭痛などの全身症状. 同時に, 鼻汁, 鼻閉, 咽頭痛, 咳などの気道症状.
- 悪心・嘔吐, 下痢を伴う例や高熱を伴わない例もある. 高齢者では熱と意識障害が主で, 呼吸器症状が出ない例もある.
- 自然経過では3日程度で解熱し, その他の症状も5〜7日程度で軽快する. ウイルスの排出は, 発熱の出現前から出現後5〜7日目までとされる.

検査と診断
- 流行期に典型的な症状を認めれば, 診断は比較的容易である. 迅速診断キットにより, 約15分でA, B型の診断が可能.
- 鼻腔粘液を採取するとき, 綿棒をできる限り奥深くまで差し込むことが大切.
- 検査は簡便で, 判定は容易, かつ感度・特異度ともに優れている. ただし, 発症後ごく早期(24時間以内)では, 陰性の場合もある(偽陰性).

治療
- 咳・熱への対症療法のほか, 抗ウイルス薬の投与.
- 予防が第一であり, 毎年ワクチン接種が望ましい.

ココがポイント! 重症化しやすい高齢者(65歳以上), 60歳以上の心・腎・呼吸器疾患患者, 免疫不全患者は積極的なワクチン接種の対象となる!

合併症

- 細菌の二次感染による肺炎.
- 慢性閉塞性肺疾患（COPD）の急性増悪の原因として最も頻度が高いのはウイルス感染である.
- ウイルス感染は気管支喘息の急性増悪（発作）を誘発する.
- 気管支拡張症，間質性肺炎，肺結核後遺症などの慢性呼吸器疾患患者では，肺炎や重篤な呼吸不全を生じる可能性がある.
- COPDや喘息の増悪と診断した際は，気管支拡張薬，去痰薬，テオフィリン，ステロイドなどを投与する．さらに，喀痰の増量や動脈血酸素飽和度の低下があれば，胸部画像検査や血液検査，喀痰検査を追加し，適切な抗菌薬を投与する．

薬剤

- **アマンタジン（シンメトレル®）**：理論的にはA型ウイルスに有効であるが，耐性化が進んでおり，推奨されない．
- **ノイラミニダーゼ阻害薬**：A，B型いずれのウイルスにも有効であり，経口薬のオセルタミビル（タミフル®）と吸入薬のザナミビル（リレンザ®）がある．いずれも症状出現後早期（48時間以内）に服薬を開始しないと無効である．現在のところ耐性率は低い．タミフル®服用後の異常行動が報告されているが，その因果関係は現在のところ明らかではない．

MEMO

インフルエンザ院内感染対策の方法

- **事前対策**：職員教育，健康管理，ワクチン接種．
- **患者の早期発見**：急性呼吸器症状サーベイランスと迅速診断
- **ウイルス伝播の予防**：①標準予防策（特に呼吸器衛生／咳エチケット），飛沫予防策の実践，②有症状面会者の制限や有症状スタッフの休職措置，ポスター掲示，③予防や治療を目的とした抗ウイルス薬投与．
- **アウトブレイク時の対応**：①患者をできるだけ個室に移床し隔離を行う，②職員から発生した場合は，就業停止とする，③同室者や接触したスタッフを対象にノイラミニダーゼ阻害薬による予防内服を検討，④アウトブレイクが終息するまでは，食堂に集まっての食事，レクリエーション室でのリハビリテーションやレクリエーション，共同浴場での入浴サービスなど施設内で大勢が集まる場所での活動を停止する．

● インフルエンザ

●看護のポイント

観察事項	観察のポイント
● 発熱,悪寒,戦慄 ● 全身の疼痛 　● 頭痛・腰痛・関節痛・筋肉痛 ● 下痢 ● 咳嗽・喀痰・呼吸困難 ● 意識障害	● 安静,栄養・水分補給の状況
● 抗インフルエンザ薬の副作用症状 　● 精神状態 　● 悪心・嘔吐 　● 食欲不振 ● 既往歴 　● 糖尿病,喘息などの有無 ● インフルエンザワクチン接種の有無	● 抗インフルエンザ薬の内服は,症状出現から48時間以内に開始するため,この間の症状の変化に注意する ● 幻覚,せん妄,不安,神経過敏,集中力障害,睡眠障害

呼吸器衛生／咳エチケットとは

　咳のある人は,咳をする際はティッシュペーパーで口と鼻を覆い,使用したティッシュは迅速に廃棄する.外科用マスクを着用し,呼吸器分泌物に触れた後には手指衛生を行う.一般待合室では,咳のある人から1m以上の距離を確保する.2007年,この対策がCDCの標準予防策に組み込まれた.

> **注意** ● 突然の発病，1〜2病日のうちに最高38〜39℃の発熱，同時に頭痛，腰痛，筋肉痛，関節痛，全身倦怠感などの強い全身症状が著明である．

考えられること	対応
● インフルエンザは，全身症状が著明で急激に発病し，次いで呼吸器症状が出現する ● 新興感染症の可能性があり，確定診断がつくまでは，症状の変化，感染防止を徹底する ● 細菌の二次感染によって起こる肺炎はインフルエンザに多い合併症であり，重症になりやすい ● 初回内服時には精神症状をきたすことがある ● ハイリスクグループ（65歳以上の高齢者，60歳以上の心・腎・呼吸器疾患患者，免疫不全患者）のインフルエンザワクチン未接種者はインフルエンザに罹患する可能性が高い	**《急性期》** ● 急変に備えた準備 ● 経時的に呼吸器症状とバイタルサインのチェック ● **感染防止対策**：患者は個室管理が望ましい ● **院内感染防止対策**：スタンダードプリコーションの徹底 ● 呼吸管理，口腔ケア ● 確実な点滴・薬剤投与と水分バランスのチェック

感染症

特発性間質性肺炎 (IIPs)

病態
- 原因不明.
- なんらかの機序により肺(肺胞上皮や基底膜)が障害を受け, 間質の炎症, 線維化をきたし, 肺の構造が破壊され機能障害を生じたもの.
- IIPsは原因不明の間質性肺炎の総称である. 炎症, 線維化の程度により, 治療反応性や予後が異なる.

症状
- 労作時呼吸困難, 乾性咳嗽, ばち指.

検査と診断
- **問診**:明らかな粉じん吸入歴がないことを問診で確認. 吸入歴があればじん肺の可能性がある.
- **聴診**:吸気終末に捻髪音が聴取. 特に下肺背側で優位に聴取.
- **呼吸機能**:全肺気量(TLC), および肺活量(VC)が低下し, 拘束性換気障害を示す(p.38の図1, p.39の図2参照).
- **血液検査**:ESR, CRP, LDH, 間質性肺炎の血清マーカー(KL-6, SP-D, SP-A)が高値を示す. これらはIIPsの病態に応じて変化するため, 有用な検査であるが, ほかの疾患でも高値を示すことがある.
- **動脈血液ガス分析**:①拡散能障害…A-aDO2の増加. ②低酸素血症…労作時呼吸困難だが, 進行例では安静時でもPaO2が低下(60Torr以下では酸素吸入・在宅酸素療法導入を検討).
- **画像所見**:①胸部X線…両側下肺野優位の網状・輪状影. ときにびまん性にスリガラス状陰影, 浸潤影も呈する. 肺容量の経時的低下も認められる. ②胸部CT…下葉背側胸膜直下優位のスリガラス状陰影, 線状・網状影, ときに牽引性気管支拡張所見, 蜂巣肺を認める. ただし, 各疾患ごとに所見は異なる.
- **気管支内視鏡検査**:①気管支肺胞洗浄. ②経気管支肺生検(TBLB).
- **外科的肺生検**:胸腔鏡下肺生検(VATS), 開胸肺生検. 確

> **ココがポイント!** 肺が硬くなる拘束性換気障害を呈するため, 拡散能が低下, 著明な低酸素血症を起こしやすい!

検査と診断 定診断には肺生検が必要であるが、まれに生検後に急性増悪をきたして死亡する症例もあるため、手術は慎重に行う．画像診断および問診などで典型的な特発性肺線維症（IPF）と診断されれば生検の必要はない．

治療
- 薬物療法（薬剤の項参照）．
- 対症療法．
  - 禁煙，感染予防．
  - 難治性咳嗽にはリン酸コデイン®などの咳止め薬．咳嗽が頻回であれば気胸に注意する．
  - 呼吸リハビリテーションの導入．
  - 息切れには酸素吸入，在宅酸素療法．若年者では肺移植を検討する．

合併症
- 肺癌，気胸，低酸素血症（進行例ではII型慢性呼吸不全），治療薬（ステロイド）による副作用など．
- 右心不全．

薬剤
- **ステロイド**：プレドニン®，プレドニゾロン®など．①漸減法，②連日静注法，③大量療法（ステロイドパルス療法）．②③に関しては，急速進行性の間質性肺炎で呼吸不全を呈する場合に投与．
- ステロイド副作用として，感染増悪・誘発，消化管潰瘍，糖尿病，精神変調，骨粗鬆症，満月様顔貌，高血圧などがある．
- **免疫抑制剤**：アザチオプリン（イムラン®など），シクロホスファミド（エンドキサン®），シクロスポリン（サンディミュン®など）．ステロイドと併用する．投与量は最初少なく，だんだん増量していく．
- **抗線維化薬**：ピルフェニドン（発売予定）．
- **その他**：好中球エラスターゼ阻害薬（エラスポール®），N-アセチルシステイン（NAC）吸入．

特発性間質性肺炎

● 特発性間質性肺炎（IIPs）

●看護のポイント

観察事項	観察のポイント
● 呼吸状態 　● 呼吸数 　● SpO₂値 　● 呼吸困難（労作時） 　● 呼吸音 ● 咳嗽 ● 感冒様症状 ● 胸痛 ● チアノーゼの有無 ● ばち指 ● 呼吸困難に伴う心理状態	● 頻呼吸になったり，SpO₂値が低下したりしてないか ● 聴診時，吸気終末にfine crackle（捻髪音）を聴取するかどうか ● 肺の線維化による労作時の低酸素血症や呼吸困難はないか ● 持続する咳嗽や喀痰量の増加はないか ● 咳嗽は乾性か

注意	● 酸素療法や薬物療法，禁煙，感染予防などの全身管理が重要となる．
	● ステロイドや免疫抑制剤の投与が行われる場合は，副作用の早期発見と対応が重要である．

考えられること	対応
● 肺の炎症や線維化をきたすため，その結果，肺の構造が破壊され機能障害を生じる	● 体動時のSpO₂値の測定
● 安静時にはSpO₂値が88％を超え，酸素療法の適応がない場合でも，体動時に著しい低酸素血症を呈し，酸素吸入を必要とすることがある	● 急性増悪時に備えた準備（ステロイド投与，酸素療法）
	● 水分出納の管理
	● ステロイドの副作用の予防（感染，高血糖，胃潰瘍，精神障害，高血圧，骨粗鬆症など）
● 右心不全を合併すると，頸静脈の怒張，浮腫，体重増加などが認められる	● 感冒を契機に，急性増悪を生じることがあるため，日常から手洗い・うがいを励行する
● 急性増悪では，感冒様症状に引き続き，発熱，呼吸困難の増悪が数日から1か月の短時間に生じる	● 喫煙が病態の進行に関連しており，禁煙指導を行う
	● 低酸素血症をきたした場合は在宅酸素療法が行われる
● 頻発する咳嗽により，気胸を併発することがある	● 呼吸困難の増悪に対する心理的サポート

特発性間質性肺炎

■アレルギー性疾患
気管支喘息

病態
- 夜間や明け方に発作的に咳,喘鳴,呼吸困難が生じる.気管支の炎症があり,気管支の狭窄と気道の過敏性がある.

検査と診断
- **問診**:問診でほとんど診断できる.
  - 咳,喘鳴,呼吸困難が発作性である.
  - 明け方や早朝に症状があり,昼になると改善する(日内変動).症状のある日とない日がある(日間変動).
  - 発作時は息を吸うときより吐くときの方がつらい.
  - 発作時は横になれず,座位となってしまう.
  - アトピー性皮膚炎など他のアレルギー疾患がある.
  - 喘息の家族歴がある.
- **聴診**:一工夫すると喘鳴は聴き取りやすい(p.203参照).
  - 頸部で,呼気の最後に「ヒューッ」という喘鳴が聴こえる.
  - 咳をしてもらった後に前胸部を聴診すると喘鳴が増強.
- **呼吸機能検査**(p.37参照)

治療
- 治療の半分以上は患者教育.患者とのパートナーシップが重要.
- 予防のアドバイスをする.危険因子のなかの環境因子(**表1**)を可能な限り避けるか,排除する.能動・受動喫煙やアルコールは増悪因子の代表である.

■表1 喘息の危険因子

1. 個体因子
   ①遺伝子素因
   ②アレルギー素因
   ③気道過敏性
   ④性差
2. 環境因子
   (1) 発病因子
      ①アレルゲン
      ②ウイルス性呼吸器感染症
      ③その他の因子
      ⅰ)大気汚染(屋外・屋内)
      ⅱ)喫煙(能動・受動)
      ⅲ)食品・食品添加物
      ⅳ)寄生虫感染
      ⅴ)薬物
   (2) 増悪因子
      ①アレルゲン
      ②大気汚染(屋外・屋内)
      ③呼吸器感染症
      ④運動ならびに過換気
      ⑤喫煙
      ⑥気象
      ⑦食品・食品添加物
      ⑧薬物
      ⑨激しい感情表現とストレス
      ⑩刺激物質(煙,臭気,水蒸気など)
      ⑪二酸化硫黄
      ⑫月経
      ⑬妊娠
      ⑭肥満
      ⑮アルコール
      ⑯過労

(社団法人日本アレルギー協会喘息ガイドライン専門部会監:喘息予防・管理ガイドライン2006;協和企画.p.30より)

> **やってはダメ!** 喘息患者は薬剤アレルギーをもつことがある.過去に使用したことがない薬剤は絶対に急速静注しない!

治療
- 吸入器の使用方法を説明する．
- ピークフローによる自己モニタリングの必要性を説明し，習熟させる．
- 発作の治療薬と長期管理薬の違いを説明する．
- 治療の目標を明確にする．

合併症
- **アスピリン喘息**：10％の患者でNSAIDsの内服や注射，坐薬の使用後大発作を起こすことがある．
- **発作の増悪**：発作を抑える目的で急速静注を行うと悪化させることがある（ソル・コーテフ®，サクシゾン®，水溶性プレドニン®，ソル・メドロール®）．発作時，過去に患者に使用したことがない薬剤は用いない．デカドロン®，リンデロン®，水溶性ハイドロコートン®であれば比較的安全に使用できる．

薬剤
- **発作時（レリーバー）**：酸素療法の必要性を判断した後に行う．
  - 吸入 β_2 刺激薬（メプチン®，サルタノール®，ベネトリン® など．最初の1時間は20分ごとに吸入）．
  - エピネフリン（ボスミン®，禁忌事項がなければ心拍数130/分以下を目安に皮下注射．緊急の場合は気道の浮腫も除去し有効．0.1％を0.1〜0.3mL皮下注射）．
  - テオフィリン薬（ネオフィリン®など．静注の速度に配慮）．
  - ステロイド（急速静注は避ける）．
  - 抗コリン薬（テルシガン®など．緑内障や前立腺肥大には禁忌）．
  - そのほか，抗アレルギー薬注射剤の効果が期待されている．
- **長期管理薬（コントローラー）**
  - ステロイド（吸入薬〔フルタイド®，パルミコート®，キュバール®，オルベスコ®など〕は明らかに有効で副作用は経口薬と比べ著しく少ない）．
  - テオフィリン徐放剤（テオドール®，テオロング®など．吸入ステロイドとの併用は有効である）．
  - 長期作用型 β_2 刺激薬（吸入薬〔セレベント®〕が困難な患者には貼付薬〔ホクナリン®テープ〕がある）．
  - 抗アレルギー薬（内服薬としてシングレア®，アレジオン®，アイピーディ®吸入薬〔インタール®〕も有効である）．
  - そのほか，吸入ステロイドと長期作用型 β_2 刺激薬の合剤（アドエア®）が発売されている．

アレルギー性疾患

気管支喘息

●看護のポイント

観察事項	観察のポイント
● 咳嗽,喘鳴 ● 喀痰 ● 頭痛 ● 呼吸状態 　● 呼吸パターン(肩呼吸,起座呼吸,あえぎ様呼吸) 　● SpO_2値(労作前後) 　● 呼吸困難 　● 呼吸音 ● 脈拍,血圧	● 起床時や早朝時の発作的な咳嗽,喘鳴,呼吸困難があるかどうか ● 症状の出現しやすい時間 ● 喀痰の量や性状 ● 日常生活動作の低下はないか ● 活動の増加による低酸素血症の徴候はないか ● CO_2ナルコーシス症状はないか ● 聴診時に頸部の呼気終末のヒュー音が聴取できるかどうか
● 感染症状 ● 他のアレルギー疾患の有無 ● 家族歴 ● 合併症 　● アスピリン喘息	● 喘息の家族歴があるか

> **注意**
> - 急性増悪予防のために患者教育が重要である．患者自身がピークフローのモニタリングなど客観的なデータから治療の必要性や治療期間の判断基準を知り，治療に参加できるように介入することが必要である．

考えられること	対応

● 夜間や明け方に発作的に咳，喘鳴，呼吸困難が生じるのは気管支喘息の特徴
● 症状は日内変動や日間変動がある
● 気管支の炎症があり，気管支の狭窄と気道の過敏性がある
● 気道が狭窄しヒュー音が聴取できるが，吸気よりも呼気で聴取されることが多く，呼気の延長を伴う
 	
● インフルエンザなどの発症は症状の増悪を引き起こす
	● 適切な酸素流量の設定を行い，CO_2ナルコーシスを予防する
	● 急性増悪予防の教育を行う
	  ● 吸入器の使用方法
	  ● ピークフローのモニタリングや継続的な測定の必要性
	  ● 発作時の治療薬と長期治療薬の違い
	  ● 発作の誘因，増悪因子
	  ● 禁煙指導やインフルエンザワクチンによる予防など
	● 定期的な受診をする

アレルギー性疾患

気胸

病態
- 何らかの原因で,空気または気体が胸膜から胸腔内に漏出し,肺が虚脱した状態.
- 気胸の分類と主な原因を図1に示す.
- **自然気胸**:発症原因が明らかでない.
  - **特発性自然気胸**:肺尖部に生じた気腫性嚢胞(肺胞壁が破れて肺内に気腔が生じた状態)の破裂による.気腫性嚢胞は,肺内に生じたものをブラ,胸膜直下に生じたものをブレブとよんでいる.
  - **続発性自然気胸**:肺気腫,COPD,肺結核,肺癌,肺線維症,気管支喘息などに合併する.
- **外傷性気胸**:発症原因が明らか.
- **医原性気胸**:医療処置などの合併症.

症状
- 胸痛,呼吸困難感,乾性咳嗽.

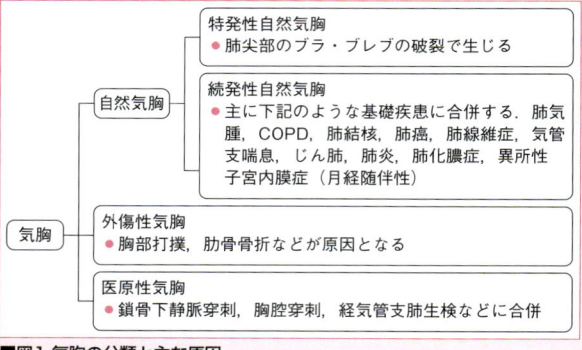

```
               ┌─ 特発性自然気胸
               │   ● 肺尖部のブラ・ブレブの破裂で生じる
       自然気胸 ┤
               │   続発性自然気胸
               └─  ● 主に下記のような基礎疾患に合併する.肺気腫,COPD,肺結核,肺癌,肺線維症,気管支喘息,じん肺,肺炎,肺化膿症,異所性子宮内膜症(月経随伴性)
気胸 ┤
       外傷性気胸
        ● 胸部打撲,肋骨骨折などが原因となる
       
       医原性気胸
        ● 鎖骨下静脈穿刺,胸腔穿刺,経気管支肺生検などに合併
```

■図1 気胸の分類と主な原因

検査と診断
- **身体所見**:患側の呼吸音減弱,声音振盪の減弱,鼓音.
- **画像診断**:キルヒャー(Kircher)の虚脱度計算式により虚脱度を求める診断に用いる(図2).

> **ココがポイント!**
> - 急激な胸痛・乾性咳嗽・呼吸困難を訴える若くて痩型の長身男性をみたら気胸を疑おう!
> - 緊張性気胸は緊急脱気をしないと死に至る!

検査と診断

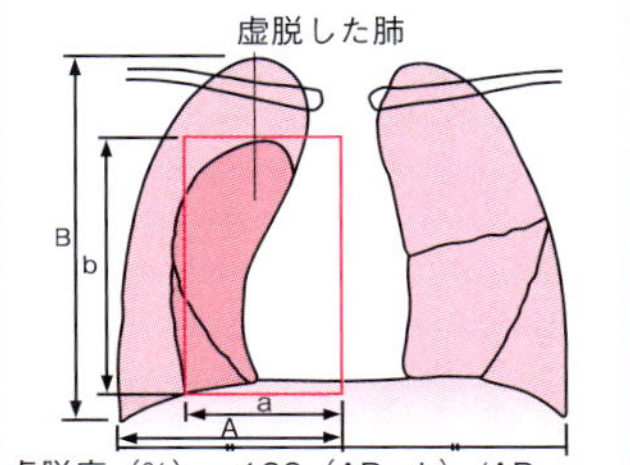

虚脱した肺

虚脱度（％）＝100（AB−ab）/AB

■図2　キルヒャーの虚脱度

■表1　気胸の虚脱度分類

Ⅰ度
虚脱した肺の肺尖が鎖骨より上
Ⅱ度
虚脱した肺の容積が一側肺全体の50％以上
Ⅲ度
虚脱した肺の容積が一側肺全体の50％以下

治療

- 虚脱度（**図2，表1**）により治療法を決定する．安静と酸素療法はほぼ全例に必要である．
- **安静**：軽度（25％以下；Ⅰ度）では1週間程度の安静．
- **脱気**：25〜30％（Ⅱ度）では三方活栓付き注射器で脱気．
- **胸腔ドレナージ**：50％以上（Ⅲ度）ではトロッカーカテーテルを挿入し，低圧持続ドレナージを行う．
- **外科的手術**：難治性・再発例には適応を検討し，ブラ・ブレブの切除と胸膜癒着部位の剥離を行う．標準的開胸術が一番確実で，再発例は約1％．胸腔鏡手術では再発例が5〜10％で，標準的開胸や腋窩ミニ開胸と比べ高い．

合併症

- **迷走神経反射**：胸膜痛に伴う．
- **緊張性気胸**：吸気時に破裂したブラやブレブから胸腔内へ空気が漏れ，呼気時にその空気が排出されず，胸腔内圧が急激に陽圧となる状態である．肺が虚脱し，静脈還流も阻害されるため呼吸不全，循環不全が生じ，死に至る．注射針を患側に刺し，緊急脱気を行う．
- **医原性**：胸腔穿刺や外科的治療の際，血管や肺，肝臓などを傷つけることによる出血や臓器損傷．
- **再膨張性肺水腫**：長期虚脱した肺が急激に再膨張することにより，血管透過性が亢進して発症する．脱気の直後から2〜3時間以内に呼吸困難，喘鳴，低酸素症をきたす．
- **感染**：胸腔ドレーン挿入の際，挿入部から感染する．

薬剤

- 基本的には治療薬としての薬剤はない．
- ドレーンから患者自身の血液（自己血）を注入して胸膜の癒着を促すこともある．

びまん性汎細気管支炎 (DPB)

病態
- いまだ病因は不明である．
- 慢性副鼻腔炎を合併していることから，何らかの上・下気道の防御機構の欠損・低下が示唆されている．
- 遺伝的素因に基づいて発症する要素が強い．
- モンゴロイドに保有率が高く，白人ではほとんど存在しない遺伝子HLA-B54が患者に高率に認められ，人種特異性の強い疾患である．
- 副鼻腔気管支症候群（慢性副鼻腔炎に慢性の下気道感染症が認められるもの）のなかで最も重要な疾患である．
- HTLV-1のキャリアにおいて，類似した細気管支病変が報告されている．

症状
- 持続性の咳や膿性痰がみられ，労作時の呼吸困難を伴う．
- 痰の量は多く，1日200〜300mLに及ぶこともある．

検査と診断
- **聴診**：水泡音が多い．
- **胸部X線**：両肺野びまん性散在性粒状影，進行すると気管支拡張所見．
- **副鼻腔X線**：副鼻腔炎の所見がみられる．
- **胸部CT**：両肺野小葉中心性の粒状影，気管支壁肥厚や拡張所見．
- **呼吸機能検査**：1秒率の低下（閉塞性換気障害），進行すると肺活量低下，残気率増加を伴う（混合性換気障害）．
- **血液検査**：寒冷凝集素が高値を示すことが多い．赤沈，白血球，CRPが高値を示すことがある．IgGやIgAが高値を示すこともある．
- **血液ガス**：PaO_2低下（早期から出現），$PaCO_2$上昇．
- **心電図**：肺性心所見を示すことがある．
- **組織学的特徴**：呼吸細気管支を中心とした細気管支および細気管支周囲炎であり，リンパ球，形質細胞など円形細胞浸潤と泡沫細胞の集簇した所見．

> **ココがポイント！** 両肺にびまん性に存在する呼吸細気管支領域の慢性炎症を主体とし，強い呼吸障害をきたす！

検査と診断
- **喀痰細菌学的検査**：初期にはインフルエンザ菌（*H. influenzae*）を中心とした細菌，進展すると緑膿菌（*P. aeruginosa*）へ菌交代を起こす．

治療
- マクロライド系抗菌薬（エリスロマイシン®，クラリスロマイシン®など）の少量長期投与が基本である．この療法の発見により予後が改善した．
- 効果は2～3か月以内に認められることが多いが，最低6か月は投与してその効果を確認する．
- 治療の効果は自覚症状，呼吸機能検査，喀痰量や喀痰細菌学的検査，胸部X線などで総合的に判断する．
- 呼吸困難や痰量のコントロールを目的として気管支拡張薬や去痰薬を適宜使用する．
- 急性増悪（急性の呼吸器感染症が契機となり呼吸不全が悪化すること）時にはマクロライド以外の抗菌薬の投与を行う（マクロライド少量投与の患者ではマクロライド耐性菌が高率にみられるため）．
- 慢性呼吸不全例では在宅酸素療法の導入．
- 喀痰が1日30mLを超えるような症例では体位ドレナージなどの排痰法を行う．
- 呼吸リハビリテーションの実施．

合併症
- 約80％に慢性副鼻腔炎を合併する．
- 進行すると肺性心を合併することがある．

薬剤
- マクロライド系抗菌薬の少量長期投与例
  - エリスロマイシン®　（200mg）1錠，1日2～3回
  - クラリスロマイシン®（200mg）1錠，1日1～2回
- 去痰薬の例
  - ムコダイン®（250mg）　3～6錠，分3
- 急性増悪時の抗菌薬例
  - クラビット®200mg/回，1日2回
  - モダシン®0.5g～1g/回，1日2回（点滴）
  - マキシピーム®0.5g～1g/回，1日2回（点滴）

● 気胸

●看護のポイント

観察事項	観察のポイント
●呼吸状態 　●呼吸数 　●SpO$_2$値 　●呼吸困難 　●呼吸音の左右差 ●胸部X線 ●咳嗽 ●胸痛 ●動悸 ●不安感 ●胸腔ドレーンの管理 ●基礎疾患の有無と治療法	●患側の胸痛・肺の虚脱による呼吸困難の程度 ●高度の低酸素血症，進行性の呼吸困難の有無，頻脈，頻呼吸，血圧低下などの症状 ●乾性咳嗽がみられるか ●胸腔ドレーンの項，p.112参照

● びまん性汎細気管支炎（DPB）

●看護のポイント

観察事項	観察のポイント
●呼吸状態 　●SpO$_2$値 　●呼吸困難 　●呼吸音 ●咳嗽 ●喀痰	●聴診時，呼吸音は清明か，水泡音の聴取があるか ●安静時，労作時で呼吸困難の違いはあるか ●喘鳴を伴う呼吸困難であるか．呼吸困難時，SpO$_2$値の低下がみられるかどうか ●持続する咳嗽があるか，咳嗽時に喀痰がみられるか ●喀痰は膿性かどうか

注意	● 胸腔ドレーン挿入時，挿入部痛と肺の再膨張による胸膜伸展のため疼痛が出現する．あらかじめ患者へ説明を行い，医師の指示のもと，鎮痛剤の投与をしておく． ● 肺気腫に伴った自然気胸は重度の喫煙者に多い．

考えられること	対応
● 緊急処置を要する特殊な気胸には緊張性気胸，血気胸，再膨張性気胸がある ● 長時間虚脱していた場合，急速に脱気を行うと再膨張性肺水腫を起こす ● 痛みは肺の拡張時に伴う ● 続発性自然気胸では基礎疾患が背景にあるため高齢者が多く，軽度の気胸でも呼吸困難が高度となる場合もある	● 患者が呼吸困難でパニックに陥らないようにする 　● 患者への説明 　● 鎮痛剤・酸素の投与 《治療法に合わせた準備》 ● 脱気 ● 胸腔ドレーン ● 胸膜癒着術 ● 胸腔鏡下手術 ● 開胸術

注意	● 気管支拡張症，慢性気管支炎とともに重要な慢性気道感染症である． ● 急性増悪の予防として感冒に注意する． ● インフルエンザ予防のためにワクチン接種も行うようにする．

考えられること	対応
● 気道の炎症増悪によって気管内分泌物が増すため，痰の増量は急性増悪していることを知る手がかりにもなる ● 黄色や緑色痰は気道感染が疑われる ● 喀痰量は1日量100mLを超すこともあり，特に午前中に大量の膿性痰の喀出がみられる ● 体内水分量が不足すると喀痰の粘性が増し，喀出が困難になる	● 体位ドレナージ，有効な排痰が行えるように指導する ● 水分や栄養の補給 ● 感染に伴う急性増悪の予防としてワクチン投与 ● 喀痰の量や性状を普段からチェックしておき，変化があれば医師の診察を受けるように指導する ● 病態が進行し，低酸素血症が高度になれば酸素療法を行う

気管支拡張症

病態
- 気管支壁の破壊により，気管支が不可逆性に拡張した状態．
- 気管支拡張の形態的性状から円柱状，静脈瘤状，嚢状に分類される．
- 結核，非結核性抗酸菌症，肺化膿症，アレルギー性気管支肺アスペルギルス症，誤嚥，関節リウマチ，炎症性腸疾患，黄色爪症候群などに併発するものが多い．
- 原発性線毛機能不全症候群，無γグロブリン血症，嚢胞性線維症など，先天性の防御機能異常が原因のものもある．
- 原因によって限局性分布を示すものと両肺全体に分布を示すものがある．

症状
- 咳と多量の痰．血痰や呼吸困難を伴うこともある．
- ばち指がみられることがある．
- 水泡音が聴取される．

検査と診断
- **喀痰細菌学的検査**：インフルエンザ菌（$H.influenzae$）や緑膿菌（$P.aeruginosa$）などが多く検出される．
- **胸部X線**：軌道状陰影（トラムライン）や嚢胞などを認める．一般に下葉が主体である．
- **胸部CT**：気管支拡張像を確認することで診断確定できる．また，随伴する血管径より気管支径の増大，胸膜直下1cm以内で気管支がみられる，気管支壁の肥厚，粘液栓像（ムコイドインパクション）などの所見を呈する．
- **呼吸機能検査**：閉塞性換気障害を示す．

治療
- 安定期は痰の排出促進として去痰薬の使用，体位ドレナージなどを行う．
- 副鼻腔気管支症候群であればマクロライド少量長期投与を導入する．
- 急性増悪時は起炎菌に応じた抗菌薬の投与を行う
- 呼吸不全例では酸素療法などを考慮する．

> **ココがポイント！** 気管支が不可逆性に拡張し，周囲に慢性炎症を伴う疾患で慢性副鼻腔炎を合併する例もある！

治療
- 血痰時は感染症の治療や対症療法(止血剤の投与など)を行う.
- 大量の喀血時は気管支動脈塞栓術(p.70参照)や外科的治療の適応となることもある.

合併症
- 慢性副鼻腔炎を合併していることもある.

薬剤
- 去痰薬の例
  - ムコダイン®(500mg)1錠,1日3回
  - ムコソルバン®(15mg)1錠,1日3回
- マクロライド系抗菌薬の少量長期投与例
  - エリスロマイシン®(200mg)1錠,1日2~3回
- 急性増悪時の抗菌薬例
  - クラビット®400mg,分2
  - ガチフロ®400mg,分2
  - モダシン®0.5~1g/回,1日2回
  - メロペン®0.5g/回1日2回
- 止血剤の例
  - アドナ®(30mg)1錠,1日3回
  - トランサミン®(250mg)1~2錠,1日3回

医師からのワンポイント

喀血で気管挿管となった後,気をつけること

　喀血をきたす最も代表的な疾患は肺癌や肺結核ではなく気管支拡張症である.出血量が多い場合は気管挿管となるが,血液は凝固する性質があるため,挿管チューブの内側に血液が付着・凝固して内腔が狭窄してしまうことがある.挿管チューブからの吸引が困難となったり,人工呼吸管理となった後に気道内圧の上限を超えるアラームが鳴るようになったり,患者が著しい吸気努力(陥没呼吸)をするようになった場合には,挿管チューブの内腔が血液で閉塞しかかっている可能性がある.そのような場合には速やかに挿管チューブを入れ換える必要がある.喀血後に挿管した患者や挿管チューブから血液が吸引される患者は挿管チューブ入れ換えることになる可能性があることを念頭に置き,再挿管に必要な医用器具を常備しておく必要がある.

● 気管支拡張症

●看護のポイント

観察事項	観察のポイント
● 呼吸状態 　● SpO_2値 　● 呼吸困難 　● 呼吸音	● 聴診時，水泡音の聴取があるか ● 安静時，労作時で呼吸困難に違いはあるか ● 喘鳴を伴う呼吸困難があるか ● 呼吸困難時，SpO_2値の低下がみられるかどうか
● 咳嗽 ● 喀痰 ● 発熱 ● 脈拍，血圧 ● 血痰または喀血 ● 胸痛 ● 脱水徴候 ● 心理状態	● 持続する咳嗽があるか，咳嗽時に喀痰がみられるか ● 1日のどの時間帯に咳が多いか，現在の咳はいつごろ始まったのか ● 気管支が拡張した状態であり，分泌物が多くなっているため，喀痰量が増加していないか，膿性になっていないか ● 持続する胸痛や血痰はないか

本当に喀血か？

「喀血しました」という患者には，まずSpO_2を測定し低酸素血症となっていないかをチェックすると同時に胸部の聴診を行おう．SpO_2が低下していて副雑音が聴取されれば喀血である可能性が高い．吐血と喀血の鑑別は比較的容易だが，鼻粘膜からの出血などの耳鼻咽喉科疾患の出血と喀血を見分けるのは医師でも難しい．「最初の血は咳とともに出ましたか？」と患者に聞くことがポイントである．自己申告の「喀血」はあてにならない．

> **注意**
> - 気管支の不可逆的な拡張により，気道感染を繰り返したり，喀血をきたしたりする．
> - 感染に伴う急性増悪に対しては抗菌薬の投与が有効である．喀血を繰り返すようであれば気管支動脈塞栓術を行う．

考えられること	対応
● 喀痰量が多く，早朝や体位変換時，咳嗽とともに多量に喀出するのが本症の典型例 ● 喀痰が黄色または緑色痰で，不快な腐敗臭がすることがあれば嫌気性菌への感染を疑う ● 気管支内腔の慢性，不可逆的な拡張状態であり，気道感染を繰り返す ● 感染状態にあると発熱を伴う ● 気管支動脈は肥大し，気管支−肺動脈吻合が発達するため，出血しやすくなり血痰や喀血の原因となる ● 約50％に喀血の訴えがあるといわれており，反復して認められる	● 前駆症状の観察（血圧，胸部不快感） ● 胸部のクーリング ● 安静を促す ● 有効な排痰が行えるように指導する ● 水分や栄養の補給 ● 感染に伴う急性増悪の予防としてワクチン投与 ● 喀痰の量や性状を普段からチェックしておき，変化があれば医師の診察を受けるように指導する ● 病態が進行し，低酸素血症が高度になれば酸素療法を行う ● 血痰や喀血時には止血剤や抗菌薬の投与を行う ● ネブライザー吸入 ● 喀血時の恐怖や混乱を取り除く心理的サポートを行う

気管支拡張症

肺血栓塞栓症

病態
- 静脈血中に入った塞栓子（血栓，脂肪，腫瘍細胞など）が肺動脈を閉塞した状態を肺塞栓といい，その末梢領域が出血性壊死をきたした状態を肺梗塞という．
- 危険因子として，長期臥床による深部静脈血栓症，心不全などの循環障害，悪性腫瘍，骨折，肥満，腹部・骨盤内手術の既往，妊娠，出産，経口避妊薬の長期使用などがある．
- 血栓塞栓の大きさにより，急速でしかも広範囲のわたるものや，微小血栓が原因で自覚症状もなく慢性に経過するものなど病態はさまざまである．

症状
- 突然の胸痛，呼吸困難，頻脈，血痰，心不全症状，血圧低下などである．

検査と診断
- **胸部X線**：正常であることが多い．まれに肺動脈陰影の中断とその中枢部の血管拡大がみられることもある．肺梗塞では通常下葉に容積の減少を伴う肺炎様浸潤影が認められ，1〜2週間で肺炎様浸潤影は消失し，板状無気肺が出現する．
- **胸部造影CT**：中枢側の病変であれば感度，特異度ともに90％以上とされ，近年肺動脈造影に代わって確定診断のための中心的な検査になりつつある．
- **肺動脈造影**：区域性陰影欠損を認めれば診断は確定する．
- **心電図**：広範囲に肺動脈が閉塞された場合にのみ，急性肺性心の所見として第1誘導で深いS波，第3誘導で異常Q波とT波の逆転がみられる．また右脚ブロックがみられることもある．洞性頻脈もよくみられる．
- **肺シンチグラフィ**：血流シンチグラフィで梗塞部に欠損がみられるが，換気シンチグラフィで欠損がみられない（ミスマッチ）．
- **呼吸機能検査**：A-aDO₂開大がみられる．
- **聴診**：Ⅱ音肺動脈成分の亢進がみられることがある．
- **血液検査**：FDP，Dダイマー，白血球の上昇などがみられる．

> **ココがポイント！** 突然の胸痛や呼吸困難の際，まずは本疾患を疑うことが重要である！

検査と診断

またLDH，ビリルビンの上昇がみられることもある．
- **血液ガス分析**：PaO_2の低下，$PaCO_2$の低下がみられ，呼吸性アルカローシスを示す．

治療
- 呼吸状態や循環状態によって酸素投与や補液カテコラミン製剤（ドブトレックス®など）の使用を行う．
- **血栓溶解療法**：t-PAやウロキナーゼを使用する．有効例では劇的な改善が認められる．出血素因や出血性疾患を認める場合は禁忌である．
- **抗凝固療法**：ヘパリン®やワーファリン®を使用する．
  - ヘパリン®はATⅢの抗トロンビン作用を増強し，血栓から遊離される血管収縮物質を抑制する効果もあり，急性期には第一選択とされる．
  - ヘパリン®はACT（activated clotting time）200秒，APTT（活性化部分トロンボプラスチン時間）1.5〜2.5倍に維持可能な量を点滴する．
  - ワーファリン®はビタミンKに拮抗し，プロトロンビン，第Ⅶ，Ⅸ，Ⅹ因子の合成を抑制する．
  - ワーファリン®は投与48時間後から薬理効果が発現するためヘパリン®終了2日前から投与を開始する．
  - 危険因子が認められる場合には，少なくとも6か月，時には一生のワーファリン®投与が必要になる場合がある．
  - 抗凝固薬禁忌例，肺血栓塞栓症再発例，抗凝固薬で出血などを呈した例などでは下大静脈フィルターを使用する．
- 内科的治療が困難な場合は，緊急塞栓摘除術，肺血栓内膜摘除術などの外科的治療を考慮する．

合併症
- 急性右心不全，ショック，肺高血圧．
- 抗凝固薬治療時の出血．

薬剤

《処方例》
- **ヘパリン®**：初回80 IU/kgを静注，続いて18 IU/kg/時で点滴静注．
- **ワーファリン®**：1〜5mgで適宜調節．投与量はPT-INRを1.6〜2.6になるように維持する．
- **クリアクター®**：t-PA製剤（モンテプラーゼ）．13,750〜27,500IU/kgを2分間で静注．ヘパリンと併用可．

● 肺血栓塞栓症

● 看護のポイント

観察事項	観察のポイント
● 呼吸困難 ● 胸痛 ● 血痰 ● バイタルサイン（脈拍,呼吸,血圧） ● 意識レベルの低下 ● 患者背景 　● 外傷,術後 　● 長期臥床,長時間の同一体位の継続（抑制帯の使用中） 　● 経口避妊薬の長期服用,悪性腫瘍など血液凝固能が亢進した状態	● 突然,左記の症状がみられたか ● 術後,安静が解除され,歩行を始めたときに症状がみられたか
《治療中》 ● 皮膚 ● 血液検査値 ● 安静度の保持 ● 飲水量,尿量 ● 急変	● 出血斑の有無 ● 血液凝固機能値 ● 拮抗作用のある食品摂取（納豆）の有無 ● 自覚症状の有無 ● 薬剤に対する知識・理解度 ● 一定期間,服薬が確実にできているかどうか

注意	● 本症はエコノミー症候群ともよばれている． ● 脱水・局所的な圧迫・長時間の同一体位など血流を妨げるようなことは避ける．

考えられること	対応
● 塞栓子が静脈血流をうっ滞させることで症状が出る	● 本症を疑えば，直ちにドクターコールし，診断のための検査の準備を行う ● 呼吸を助けるための酸素療法を開始する 《予防方法》
● 術後や長期臥床後，肥満などは本症のハイリスクである	● 弾性ストッキングやフットポンプの使用，足関節運動や下肢の等尺性運動 ● 血行を妨げるような衣服を着用しないように指導する ● 急変時に速やかに対応できるよう器材をそろえておく
● 血液凝固機能値が著しく低下すると出血傾向となる ● 拮抗作用のある食品は薬剤の作用を妨げるため，摂取を避ける	● 血液検査結果を確実に把握 ● 出血傾向の症状がみられた場合は，速やかに医師に報告する ● モニター類，点滴ルート，酸素マスクなどのルート類によるストレスの緩和 ● 医師から指示された安静度の保持・飲水量，尿量の測定を正確に行う ● 治療中や退院後の生活・薬剤・栄養指導を依頼し，患者の納得・理解のもと，治療に参加できるように配慮する ● 同じ症状が出たときは受診するよう患者指導する

肺血栓塞栓症

急性呼吸窮迫症候群 (ARDS)

病態
- さまざまな病態が存在する患者に,急性に発症した肺胞隔壁微小血管の透過性亢進に基づく肺水腫である.
- 原因となる病態として,肺への直接的侵襲では重症肺炎,胃内容物の誤嚥,溺水,肺挫傷などがある.間接的侵襲では敗血症,急性膵炎,重症のショックを伴う外傷,脂肪塞栓,輸血関連急性肺傷害などがある.

症状
- 侵襲のあと通常24～48時間以内に,呼吸困難,頻呼吸,咳の増加,頻脈,チアノーゼなどが出現する.

検査と診断
- 酸素化の指標としてPaO_2とFiO_2の比を使用し,PaO_2/FiO_2が300以下で急性肺損傷 (ALI),200以下で急性呼吸窮迫症候群 (ARDS) と定義される (**表1**).

■表1 ALI/ARDSの診断基準

	経過	酸素化	胸部X線	肺動脈楔入圧
ALI	急性	$PaO_2/FiO_2≦300$(PEEPのレベルによらず)	両側の浸潤影	≦18mmHgまたは左房圧上昇の臨床所見なし
ARDS	急性	$PaO_2/FiO_2≦200$(PEEPのレベルによらず)	両側の浸潤影	≦18mmHgまたは左房圧上昇の臨床所見なし

- ALI/ARDSの診断は,1992年のAmerican European Consensus Conferenceの基準によれば,①急性発症であること,②重篤な低酸素血症があること,③胸部X線上での両側浸潤陰影,④心不全の否定によってなされる.
- **胸部X線**:びまん性の両側性の浸潤影が典型的である.
- **胸部CT**:肺全体に濃度上昇がみられる.
- **血液ガス分析**:PaO_2の著明な低下を示す.

治療
- ARDSに対する治療は複合的であり,基礎疾患に対する治療を中心として,呼吸・循環管理,感染症対策,臓器不全に対する治療,DIC (播種性血管内凝固) などの合併症に対する治療を並行して行う.

> **ココがポイント!** さまざまな原因疾患に続発する急性肺損傷で,肺微小血管の透過性亢進に基づく肺水腫である!

治療
- 呼吸管理で重要な点は，気道内圧の極端な変化を招く高容量換気は避けて低容量換気量を保つことであり，1回換気量は10mL/kg以下に，吸気終末のプラトー圧は30cmH₂O以下になるように設定する．
- 換気量低下によるPaCO₂の蓄積は，ある程度の高二酸化炭素血症は放置しても合併症は少ないというpermissive hypercapniaの概念に基づいて容認する．
- 水分管理に関しては，循環動態を維持するために輸液が大量に必要となる場合が多いが，肺微小血管透過性亢進により輸液された水分が肺へと逃げてしまうため，厳密な水分バランス管理が必要である．
- **薬物療法**：ステロイドや好中球エラスターゼ阻害薬などが使用される．
  - 好中球エラスターゼ阻害薬は活性化された好中球から放出される蛋白分解酵素である好中球エラスターゼがARDSにおける組織傷害を助長するため，これを抑える目的で使用する．
- エンドトキシン吸着カラム法が有効な例が報告されている．

合併症
- 多臓器不全，DIC．

薬剤
- **メチルプレドニゾロン**：現在のところ，投与量，投与期間，投与時期に関して推奨される結論はまだ出ていない．
- **エラスポール100®**：0.2mg/kg/時，24時間持続点滴，最大14日まで．

● 急性呼吸窮迫症候群（ARDS）

●看護のポイント

観察事項	観察のポイント
● 呼吸状態 　● 呼吸数 　● 呼吸パターン 　● SpO₂値 　● 呼吸困難 　● 呼吸音	● 呼吸パターンの変調・頻呼吸の伴う呼吸困難であるか ● チアノーゼや冷汗の有無
● 意識レベル ● バイタルサイン ● 心電図	● 意識レベルの変化 ● 予後不良であるため，バイタルサインを中心とした全身状態の変化もみる
● 水分バランス ● 出血状態（吐血，下血） ● 血液検査値 ● 人工呼吸器の設定 ● 原因疾患の状態 ● 多臓器不全の有無	● 水分のin-outチェック

> **注意**
> - 予後不良であるが，早期治療により改善がみられるため，異常の早期発見が必要となる．
> - 人工呼吸器管理が必要であり，高いPEEP管理となる．

考えられること	対応
● 低酸素血症，末梢循環障害（ショック），全身性炎症性反応に伴う血管内皮の損傷などにより多臓器不全を起こす ● ARDSの治療をしつつ，原因疾患の治療をしなければ改善はみられない ● 臓器不全を起こすため不整脈が頻発する ● ストレスによる消化性潰瘍が頻発する	● 医師の指示に従い，酸素投与 ● 循環・呼吸のモニタリング ● 挿管の介助，人工呼吸器の監視 ● 輸液 ● 膀胱留置カテーテルの準備と尿量の確認 ● 環境を整え，安楽な体位をとらせる

急性呼吸窮迫症候群

過換気症候群

病態
- 心理的なストレスによって発作性に過換気の状態が生じる. 若年女性に多い.

症状
- 大きくてテンポの速い呼吸をしていることが特徴である.
- 呼吸困難, 不安, 動悸, 胸痛, 四肢や口周囲のしびれなどを伴うことが多い.
- 病態と症状の関連を示す (**図1**).

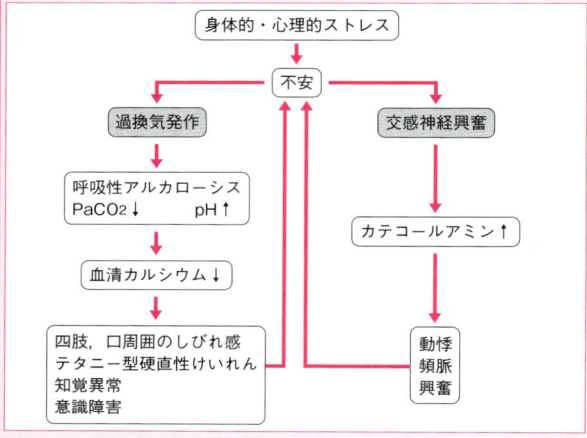

```
           身体的・心理的ストレス
                   ↓
                  不安
          ↓                 ↓
       過換気発作         交感神経興奮
          ↓                 ↓
    呼吸性アルカローシス
    PaCO₂↓    pH↑
          ↓              カテコールアミン↑
     血清カルシウム↓           ↓
          ↓
    四肢, 口周囲のしびれ感      動悸
    テタニー型硬直性けいれん    頻脈
    知覚異常                  興奮
    意識障害
```

■図1 過換気症候群の病態と症状

検査と診断
- テタニーに陥ると手指がまっすぐに伸びて, 親指が内側に向く「助産婦手位」とよばれる独特の手の形がみられることがある (**図2**).
- 上記の症状があり, 呼吸困難がありながらパルスオキシメータで100%ないしそれに近い値が出ていれば, ほぼ本症候群であると診断できる.

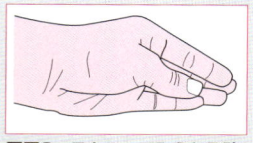

■図2 テタニーでみられる助産婦手位

> **ココがポイント!** 若い女性で過換気を伴った呼吸困難をみたら過換気症候群を疑う. 酸素吸入は必要ない!

検査と診断
- 呼吸困難はあっても低酸素血症ではないので,酸素を吸入させる必要はない.
- 単なるヒステリーの一種と決めつけることは危険である.過換気症候群の背景に,自然気胸や気管支喘息,肺塞栓,またサリチル酸中毒,甲状腺機能亢進症,癌などの基礎疾患があることがある.さまざまな不安や痛みなどがあることも多い.不安の原因を患者とともに考える姿勢を示すことが大切である.

治療
- 本症候群であることを説明し,落ち着いて小さな呼吸をするように指導する.
- 心理的な効果を狙って,紙バッグをゆるやかに口と鼻にかぶせて呼吸させる.
- ジアゼパムなどの筋注を行う場合もあるが,その結果独歩が困難になる場合があることを理解して,慎重に説明し,観察する.

合併症
- 呼吸性アルカローシス.

薬剤
- ジアゼパム(セルシン®,ホリゾン®).

MEMO

紙バッグ法

紙バッグ法は紙袋を口にあて,自分の呼気を再び吸入することで,血液中の二酸化炭素濃度($PaCO_2$)が上昇して症状が和らぐという理論に基づいた治療法である.しかし,$PaCO_2$のレベルと過換気症候群の症状に密接な関係があるということはなく,実際には心理的な効果のほうが高いと考える医師も多い.空気が漏れないように紙袋を口にぴったりあてすぎると酸素不足になってしまうので少し隙間を作っておく必要がある.ビニール製のバッグは密着度が高いため好ましくないという見解もある.紙バッグ法はあくまで紙のバッグを用いて行うほうがよい.

● 過換気症候群

●看護のポイント

観察事項	観察のポイント
● 呼吸状態 　● 呼吸パターン 　● SpO_2値 ● 胸痛 ● 動悸 ● 四肢や口周辺のしびれ	● 大きくテンポの速い呼吸かどうか ● 動悸やしびれの程度

> **注意** ●再発の可能性が高いため，医療スタッフは患者との信頼関係を大切にする必要がある．

考えられること	対応
●呼吸困難を起こしているようにみえてもSpO₂値の低下がみられなければ，低酸素血症ではない．この場合の酸素投与は不要である ●発作によりPaCO₂が低下してくるため，呼吸性アルカローシスとなる．それに伴い，四肢や口周辺のしびれが生じる ●本症候群には精神的なストレスが背景にある場合が多い	●紙バッグをゆるやかに口と鼻にあてて呼吸してもらう ●症状が強いときは医師へ報告する．ジアゼパムが筋注された場合，全身症状の観察 ●身体的症状のケアとともに，精神的ケアも必要（状態によっては心療内科受診も考慮する） **《患者指導》** ●家族，カウンセラー，主治医，看護師とともに原因となる状況について話し合い，対処方法を探索する ●ストレスの対処法として，瞑想や自己暗示，音楽療法を施行する ●紙袋やビニール袋を携帯させ，自ら応急処置ができるよう指導する ●周囲（家庭，職場，学校など）の理解者には，症状が出た際に協力を得るために，事前に自己の症状の説明をするよう勧める

過換気症候群

睡眠時無呼吸低呼吸症候群

病態

- 睡眠呼吸障害のなかで最も頻度が高いのが閉塞型睡眠時無呼吸低呼吸症候群（OSAHS；オーサス）である．
- 睡眠時に上気道の筋肉の緊張が低下するとともに吸気時に気道が陰圧になることで上気道が閉塞し（図1），一時的に窒息する状態が頻回に繰り返される．
- その結果，ごく短時間ながら，脳が覚醒して睡眠が分断されるため，日中の眠気や集中力の低下が生じ，交通事故を起こすこともある．

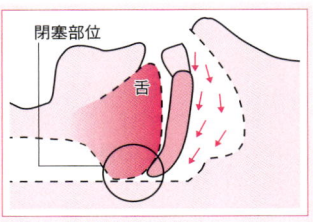

■図1 OSAHSの病態

検査と診断

- 不定愁訴のある患者で以下の要素があればOSAHSを疑う．①甲高い音のいびき，②日中の眠気・居眠りや倦怠感，③睡眠中に呼吸が止まっていることがある，④太っている，⑤高血圧がある，⑥夜間頻尿（眠りが浅いため），⑦起床時の頭痛，頭重感，⑧交通事故歴，⑨脳血管疾患の既往，⑩感情の障害．
- 日中の眠気があれば，日本呼吸器学会ESS暫定版で点数評価を行う．
- 脳波と呼吸，循環のパラメータを同時に記録する終夜睡眠ポリグラフ検査（PSG）により診断されるが，この検査が可能な施設は限られている．
- 簡易診断装置が開発されているが，重症例のみしか発見できない．

治療

- シーパップないしネーザル シーパップなどと呼称されているnCPAPが治療の切り札である（図2）．
- 顔にフィットするマスクを選択することが治療継続のポイントである．

ココがポイント！ 肥満，高血圧で甲高いいびきをかく患者でいびきが止まることがあるようなら本症候群を疑う！

治療

- 顔面に外傷や変形，感染があればマスクの装着に適さないのでnCPAPの利用は困難である．
- 10％の体重減少に成功するとOSAHSの改善が期待できる．しかし，心血管の合併症がある患者にnCPAPを導入せず，体重減少のための運動を勧めるということは，十分な睡眠を確保しないで身体に負担を与えることになるため，安易に運動療法を勧めてはならない．

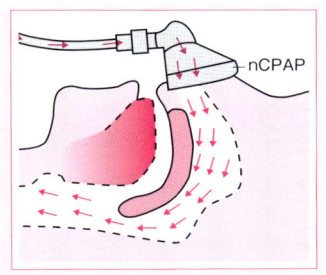

■図2　nCPAPの効果
nCPAPは鼻に装着したマスクから供給される空気圧によって気道を確保する「空気の副木（シーネ）」．

- 横向きに寝ると上気道の閉塞が解除されやすくなる．パジャマの背中中央部にボールを縫い付けておくと横向きに寝ることが多くなる．
- アルコール，喫煙，睡眠薬の使用は症状を悪化させるので避ける．
- 口腔内装具（下顎を前方に移動させることで上気道の閉塞を避ける）も有効で，特にnCPAPを持参しない，出張や旅行では便利である．しかし，重症例での効果は明らかでない．
- 口蓋垂口蓋咽頭形成術（UPPP）やレーザー口蓋垂口蓋形成術（LAUP）など耳鼻咽喉科により手術を受けることで症状が改善されることもある．術後の長期予後が必ずしもよくないという指摘もあり，nCPAPに勝る治療法とは考えられていない．

合併症

- 高血圧，虚血性心疾患，脳血管障害のほか，非アルコール性脂肪肝との関連も注目されている．

薬剤

- 現在のところ，有効な薬剤はない．

●睡眠時無呼吸低呼吸症候群

●看護のポイント

観察事項	観察のポイント
●甲高いいびき ●日中の眠気・居眠り ●肥満 ●高血圧 ●夜間頻尿 ●頭痛 ●既往歴 　●交通事故，脳血管疾患，感情の障害	●夜間よく眠れているか ●どのような体勢で寝ているか ●いびきが途切れることがあるか ●起床時に頭痛があるか

> **注意**
> - OSAHSの3大徴候：いびき，日中の眠気，肥満．
> - 継続治療に関しては，社会生活でかかわる周囲の人たちの理解と協力を得られるよう配慮していく必要がある．

考えられること	対応
● 仰臥位での就寝では，舌根部が沈下するため，気道が狭くなりやすい ● 気道が塞がれると，脳がそのたびに覚醒し，日中の眠気や居眠りが生じる	● 側臥位で就寝できるよう，パジャマの背中中央にボールを縫い付けるなどで工夫を行う ● 口腔内装具を利用する **《治療中》** ● 睡眠ポリグラフィーなど検査の介助 ● 体重減少のための生活指導（運動療法，食事療法など） ● 社会復帰支援のため，ソーシャルワーカーなどと連携をとる **《nCPAPの取り扱いの指導》** ● 機器使用に対する知識提供は，取り扱い業者と協力・相談しながら行う ● 装着部位のスキンケア（適切なクリームや貼付剤の選択） ● 不安感の除去（訴えの傾聴，継続使用についての説明） ● 家族とともに話し合い，協力して治療に臨める環境整備への配慮が大切 **《治療後》** ● 治療継続のため，受診しやすい医療機関への紹介，訪問看護，近医との連携などができるよう手配する

睡眠時無呼吸低呼吸症候群

じん肺症

病態

- 肺胞まで到達できる空気力学的直径10〜20μm未満の小さな粉じん*粒子を吸入することで，肺に線維増殖性変化を生じる疾患がじん肺である．主に肺胞レベルの障害で，不可逆性変化である．気道の慢性炎症や気腫性変化も伴う．
- 粉じんを貪食した肺胞マクロファージから産生遊離される種々のサイトカインや成長因子，活性酸素などにより，炎症細胞や線維芽細胞の局所集積と活性化が惹起され，肺の線維化が生じる．
- 吸入粒子や繊維の大きさや構成成分によって，生体内での分布や滞留性，細胞障害性などの特性が異なり，肺内に生じる病変（発症する疾患）も多様である．
- 遊離ケイ酸の長期吸入による珪肺症，近年社会問題となっているアスベストの吸入による石綿肺，酸化鉄ヒュームなどの吸入による溶接工肺，超硬合金肺などが含まれる．

症状

- 進行例では咳嗽，労作性呼吸困難．

検査と診断

- じん肺の診断は，粉じんの吸入曝露歴と特徴的な画像所見によってなされる．
- 粉じん吸入曝露歴の確認の際は，職業歴の問診にとどまらず，具体的な作業内容の確認まで必要である．
- 臨床所見が典型的でない場合，または曝露歴が明らかでない場合には，肺生検による組織診断が必要となることもある．
- 自覚症状，画像以外の検査所見はともに非特異的であり，診断価値は低い．
- 病初期には自覚症状を認めにくく，呼吸機能検査上も異常は認められない．比較的感度が高いのは聴診所見であり，早期より断続性ラ音を認めるが，進行例でも異常ラ音を認めないことがしばしばある．

> **ココがポイント！** 間質性肺炎（肺線維症）の患者をみたら，職業歴（特に作業歴）を詳細に確認する！

* 粉じんとは空気中に浮遊する微小な固体の非生物性粒体（エアロゾル）で，溶接などで発生するヒュームを含む．

検査と診断

- 進行例では低酸素血症がみられ、呼吸機能検査で拘束性換気障害や肺拡散能の低下、ときに混合性換気障害を呈する.
- 画像所見
  - **珪肺症**：びまん性小円形陰影（図1）、肺門縦隔リンパ節腫大と石灰化. リンパ節の石灰化は卵殻状石灰化（egg shell）とよばれる特徴的な辺縁性石灰化である.
  - **石綿肺**：両側下肺野優位な網状線状影（間質性肺炎像）、胸膜病変（特に胸膜プラークとよばれる肥厚斑）を認める.
  - **溶接工肺**：珪肺症よりも淡く不鮮明なびまん性小粒状影.

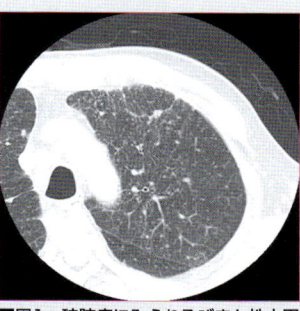

■図1 珪肺症にみられるびまん性小円形陰影

治療

- 原因となった粉じん環境から恒久的に隔離する.
- 特異的に確立された治療法はない. 慢性炎症や線維化に対してステロイド療法などが行われる場合があるが、確立されたものではない.
- 気管支肺胞洗浄の方法を用いた全肺洗浄が有効とする報告もある.
- 喫煙はじん肺の悪化因子である可能性が指摘されており、禁煙指導も重要である.
- 一般的支持療法として酸素療法、呼吸リハビリテーションなどが行われる.

合併症

- 肺結核、結核性胸膜炎、続発性気管支炎、続発性気管支拡張症、続発性気胸、肺癌が合併症として認められている.
- これらの合併症に関しては、じん肺健康診断による検査を受ける必要がある. 特に石綿は、高濃度曝露では10年以上の潜伏期間をおいて原発性肺癌、低濃度曝露でも20年以上の潜伏期間の後に悪性胸膜（腹膜）中皮腫の発生原因となるため、近年社会問題となっている.

放射線肺臓炎

病態

- 肺癌や乳癌などでの放射線治療に伴う、正常肺の肺傷害と線維化である。30Gy以上照射された部位には発症する可能性があり、50Gy以上では必発。
- 治療後1～3か月以内に発症することが多い。数か月後には肺線維症へと移行する。
- 放射線照射野内に限局して生じる肺臓炎と、照射野以外にまで拡大する重篤な肺臓炎に区別する。
- 発症因子として、照射肺容積、総線量、1回照射線量、併用薬剤（抗癌剤など）や、年齢、呼吸器疾患（間質性肺疾患など）の合併などがあげられる。
- 重篤な肺臓炎はしばしば致死的となる。

症状

- 発熱、乾性咳嗽、呼吸困難。

検査と診断

- 胸部放射線治療の治療歴がある患者で、上記の症状が生じた場合、まず第一に疑う。
- 胸部X線またはCT上で、照射野に一致した不均一なスリガラス陰影や浸潤影を認める。境界が明瞭に直線状を示し、肺区域とは無関係な分布を示す（図1）。
- 聴診で、照射部位に一致したラ音や胸膜摩擦音を聴取する。
- 進行例では、呼吸機能検査上で拘束性換気障害や拡散能障害をきたす。
- 低酸素血症が認められる。
- 血清マーカー（KL-6, SP-A, SP-D）が上昇する。これらは、重篤度や予後、治療効果の指標になる。CRPやLDHも上昇していることが多いが、非特異的である。
- 感染性肺炎の鑑別のため、喀痰の塗抹・培養検査を行う。血清中のウイルス抗体価やマイコプラズマ抗体も調べる。
- 原疾患の悪化（癌性リンパ管症など）や薬剤性肺炎なども鑑別する。

> **ココがポイント！** 放射線治療後に微熱・咳嗽などの感冒様症状が出現した場合、放射線肺臓炎を疑う！

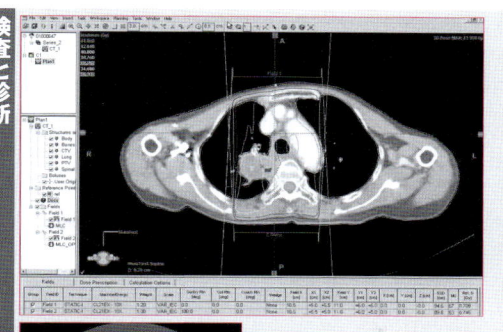

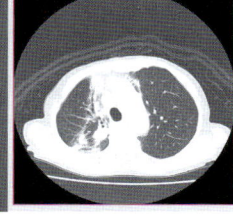

■図1 放射線肺臓炎画像
上：放射線治療計画のコンピュータ画面.
左：治療後に生じた放射線肺臓炎のCT画像.

治療

- 放射線治療中であれば，速やかに照射を中止する．
- **照射野に限局した肺臓炎**：基本的に治療を要さないが，咳嗽，呼吸困難などの症状を伴う場合は以下の「照射野以外まで拡大した肺臓炎」準じてステロイド投与を行う．
- **照射野以外まで拡大した重篤な肺臓炎**：積極的な早期治療を行う．具体的にはステロイド投与で，プレドニゾロン換算0.5mg/kg/日程度の内服で開始し，症状に合わせて漸減する．
- 低酸素血症に対して適切な酸素投与を行う．
- 当初の症状が軽度であっても重症化する可能性があり，厳重な経過観察が必要．

合併症

- 放射線照射による局所免疫（線毛上皮の脱落など）の低下により，細菌性感染を合併していることが多い．
- 薬剤の副作用（感染症の合併，高血糖，胃粘膜障害，骨粗鬆症など）が問題になる．血糖値のチェック，発熱などのバイタルを注意深く観察する．

薬剤

- 間質性肺炎の悪化時と同様，ステロイドの投与が主体である．

● じん肺症

●看護のポイント

観察事項	観察のポイント
● 呼吸状態 　● 呼吸数 　● SpO$_2$値 　● 呼吸困難 　● 呼吸音 ● 咳嗽 ● 喀痰 ● 喫煙歴	● 労作時に呼吸困難があるかどうか ● 聴診時に捻髪音を聴取するかどうか ● 咳嗽の頻度や乾性か湿性かどうか

● 放射線肺臓炎

●看護のポイント

観察事項	観察のポイント
● 呼吸状態 　● 呼吸数 　● SpO$_2$値 　● 呼吸困難 　● 呼吸音 ● 咳嗽 ● 発熱 ● 喀痰 ● 血液検査値（白血球，CRP）	● 安静時・労作時ともに呼吸困難があるかどうか ● 呼吸が促迫し，呼吸困難を生じていないか ● SpO$_2$値の低下はないか ● 発熱など感染徴候はないか

> **注意**
> - 吸入した粉じんを除去するような根本的な治療法はない.
> - 自覚症状の軽減や感染予防を目的として気道クリーニングを行う.
> - 薬剤の内服や吸入により気道分泌物の除去や排痰を促したり, 肺機能保持のために呼吸リハビリテーションを行ったりする.

考えられること	対応
●初期には無症状のことが多い ●肺の線維化が進み, 労作時の呼吸困難が出現する ●両肺底部に捻髪音を聴取することがある ●乾性咳嗽が多く, 喀痰は少量のことが多い ●気管支炎を合併すると咳嗽や喀痰を伴うようになる	●排痰を促す ●労作時のSpO₂値を観察し, 低下がみられる場合, モニター観察や酸素投与を行う ●肺機能の保持のために呼吸リハビリテーションを取り入れる ●喫煙は病態の進行や肺癌の合併を促すので禁煙を指導する

じん肺症・放射線肺臓炎

> **注意**
> - 一般に放射線治療に伴う副作用症状は, 発症が緩徐で急性増悪するようなものは少ない. しかし, 副作用のなかには重篤になるものがあることがある.
> - 放射線肺臓炎は, 照射後1〜3か月で徐々に発症する.

考えられること	対応
●重症化すると, 肺胞におけるガス交換が障害されて呼吸困難の原因となる ●照射部位や照射野により異なるが, 骨髄抑制がみられ, 易感染性となる ●発熱や呼吸困難（低酸素血症）などが骨髄抑制より先行する場合がある	●定期的な血液検査 ●重症のものについてはステロイドの大量のパルス投与が行われる ●咳嗽が続くときは去痰薬や鎮咳剤の投与 ●感染予防行動の実施を促す（含嗽, 手洗い, マスク着用）

●よく用いられる略語・英語

	略語	英語	日本語
数字	2,3-DPG	2,3-diphosphoglycerate	2,3-ジホスホグリセリン酸
	6M(W)T	6 minute walking test	6分間歩行テスト
A	A	alveolar	肺胞
	a	arterial	動脈
	A-aDO$_2$	alveolar-arterial oxygen difference	肺胞-動脈血酸素分圧較差
	A/C	Assist/Control	補助/調節換気：CMV（調節人工呼吸）のダイヤル表示
	ADH	antidiuretic hormone	抗利尿ホルモン
	ADL	activities of daily living	日常生活動作
	AG	anion gap	アニオンギャンプ
	AIDS	acquired immunodeficiency syndrome	後天性免疫不全症候群
	ALI	acute lung injury	急性肺損傷,急性肺傷害
	ALTE	apparent life threatening event	乳幼児突発性危急事態
	APRV	airway pressure release ventilation	気道内圧開放換気
	ARDS	acute respiratory distress syndrome	急性呼吸窮迫症候群
	ARF	acute respiratory failure	急性呼吸不全
	ASB	assisted spontaneous breathing	部分的補助呼吸
	auto-PEEP		内因性PEEP
		assisted ventilation	補助換気
B	BB	buffer base	バッファー塩基
	BE	base excess	塩基過剰
	BIPAP	biphasic bilevel positive airway pressure	二相式陽圧換気（換気モードの一つ）
	BiPAP	bilevel positive pressure ventilation	従圧式人工呼吸器（もともとは商品名）
	BMI	body mass index	体格指数, 肥満度指数
	BODE	the body-mass index (B), the degree of airflow obstruction (O) and functional dyspnea (D), and exercise capacity (E)	BMI, 1秒量, 息苦しさ指数, 6分間歩行テストの値
	BODE index	BODE index	ボード指数
	BUN	blood urea nitrogen	血中尿素窒素
	BW	body weight	体重
		biphasic CPAP	二相式CPAP
C	C	compliance	コンプライアンス
	CA	carbonic anhydrase	炭酸脱水素酵素
	CC	closing capacity	クロージングキャパシティ
	Cdyn	dynamic compliance	動的コンプライアンス

略語	英語	日本語
CI	cardiac index	心係数
Cl⁻	chrolide ion	塩素イオン
CMV	controlled mechanical ventilation	調節人工呼吸
CMV	continuous mechanical(mandatory) ventilation	調節換気
CMV	cytomegalovirus	サイトメガロウイルス
CO	cardiac output	心拍出量
COHb	carboxyhemoglobin	一酸化炭素ヘモグロビン
COPD	chronic obstructive pulmonary disease	慢性閉塞性肺疾患
CPAP	continuous positive airway pressure	持続性(的)気道陽圧
CPPV	continuous positive pressure ventilation	持続的陽圧換気
Cr	creatine	クレアチン
CRP	C-reactive protein	C反応性蛋白
CSF	cerebrospinal fluid	脳脊髄液
Cst	static compliance	静的コンプライアンス
CV	closing volume	クロージングボリューム
CV	controlled ventilation	調節換気(呼吸)
CV̄O₂	oxygen content in mixed venous blood, mixed venous oxygen content	混合静脈血酸素含量
CVP	central venous pressure	中心静脈圧
D	DIC	disseminated intravascular coagulation	播種性血管内凝固症候群
	DLco	carbon monoxide diffusing capacity	一酸化炭素肺拡散能力
	DLCO	lung diffusing capacity of CO	CO肺拡散能
	DLV	differential lung ventilation	分離肺換気
	DOTs	directly observed therapy short-course	対面服薬治療
	DPI	dry powder inhaler	ドライパウダー吸入器
	DVT	deep venous thrombosis	深部静脈血栓症
		demand flow	デマンド流
E	ECG	electrocardiography	心電図
	ECM	extracellular matrix	細胞外間質
	ECMO	extracorporeal membrane oxygenator (oxygenation)	膜型人工肺,模型人工肺体外循環法
	EELV	end-expiratory lung volume	肺気量
	EIP	end-inspiratory pause	吸気終末ポーズ,吸気終末休止
	EL	elastin	エラスチン
	EN	enteral nutrition	経腸栄養
	EPAP	expiratory positive airway pressure	呼気陽圧
	EPP	equal pressure point	等圧点
	ERV	expiratory reserve volume	予備呼気量
	ETCO₂	endtidal CO₂	終末呼気二酸化炭素
F	f	frequency	呼吸(回)数,換気回数
	F-CPAPV	fuluctated CPAP ventilation	変動CPAP

略語	英語	日本語
	FEV$_{1.0}$	forced expiratory volume in one second	1秒量
	FEV$_{1.0}$%	percent of forced expiratory volume in one second	1秒率
	F$_I$O$_2$	fractional concentration of oxygen in inspired gas, inspired oxygen fractional concentration	吸入気酸素濃度
	Fr	French size	フレンチサイズ
	FRC	functional residual capacity	機能的残気量
	FVC	forced vital capacity	努力性肺活量
		flow by	フロウバイ
G	Gaw	airway conductance	気道コンダクタンス
H	HCO$_3^-$	bicarbonate ion	重炭酸イオン
	HFJV	high frequency jet ventilation	高頻度ジェット換気
	HFO	high frequency oscillation	高頻度振動換気
	HFOV	high frequency oscillation ventilation	高頻度振動換気法
	HFPPV	high frequency positive pressure ventilation	高頻度陽圧換気
	HFV	high frequency ventilation	高頻度換気
	HIV	human immunodeficiency virus	ヒト免疫不全ウイルス
	HME	heat and moisture exchanger	人工鼻
	HMV	home mechanical ventilation therapy	在宅人工呼吸療法
	HOT	home oxygen therapy	在宅酸素療法
	HPV	hypoxic pulmonary vasoconstriction	低酸素性肺血管収縮
	HRmax		最大心拍数
I	IAV	intermittent assisted ventilation	間欠的補助換気
	IC	inspiratory capacity	最大吸気量
	ICU	intensive care unit	集中治療室
	IE比, I/E	inspiratory-expiratory ratio	吸気呼気相比
	ILV	independent lung ventilation	左右肺独立換気
	IMV	intermittent mandatory ventilation	間欠的強制換気
	IPF	idiopathic pulmonary fibrosis	特発性肺線維症
	IPPB	intermittent positive pressure breathing	間欠的陽圧呼吸
	IPPV	intermittent positive pressure ventilation	間欠的陽圧換気
	IRDS	idiopathic respiratory distress syndrome (of the new born)	(未熟児) 特発性呼吸窮迫症候群
	IRV	inspiratory reserve volume	予備吸気量
	IRV	inverse ratio ventilation	逆転比換気, 吸気相延長型換気
	IS	incentive spirometry	インセンティブスパイロメトリ
K	kPa	kilopascal	キロパスカル
L	LT	leukotriene	ロイコトリエン

略語	英語	日本語
LTOT	long term oxygen therapy	長期酸素投与療法
LV	left ventricle	左室
M MAC	*Mycobacterium avium/intracellulare* complex	ミコバクテリウム アビウム イントラセルラー コンプレックス
MAP	maximal airway pressure	最大気道内圧
m-AP	mean airway pressure	平均気道内圧
MAS	meconium aspiration syndrome	胎便吸引症候群
MDI	metered dose inhaler	定量吸入器
MEP	maximal expiratory pressure	最大呼気圧
MetHb	methohemoglobin	メトヘモグロビン
MIF	maximum inspiratory flow	最大吸気力
MIP	maximum inspiratory pressure	最大吸気圧
MMF	maximal midexpiratory flow	最大中間呼気流量
mmHg		水銀柱ミリメートル, Torrと実質的に同じ
MMV	mandatory minute volume (ventilation)	強制分時換気量
MOF	multiple organ failure	多臓器不全
MRSA	methicillin resistant *Staphylococcus aureus*	メチシリン耐性黄色ブドウ球菌
MV	minute volume (ventilation)	分時換気量
MVV	maximal voluntary ventilation	最大換気量
N nCPAP	nasal continuous positive airway pressure	経鼻持続気道陽圧
NETPV	negative extra-thoracic pressure ventilation	胸郭外陰圧式換気
NICU	neonatal intensive care unit	新生児集中治療室
NO	nitric oxide	一酸化窒素
NPPV (NIPPV)	non-invasive positive pressure ventilation	非侵襲的陽圧換気
NTM	non-tuberculous mycobacteria	非結核性抗酸菌症
O OI	oxygenation index	酸素化指数 m-AP÷P/Fで算出される
OLV	one lung ventilation	片肺換気
OSAHS	obstructive sleep apnea-hypopnea syndrome	睡眠時無呼吸低呼吸症候群
P P	partial pressure	分圧
P	pressure	圧
PA	pascalpulmonary atresia	肺動脈弁領域
Pa	pascal	パスカル
$PACO_2$	alveolar CO_2 partial pressure, partial pressure of alveolar carbon dioxide	肺胞気二酸化炭素分圧

略語	英語	日本語
PaCO$_2$	arterial CO$_2$ partial pressure, partial pressure of arterial carbon dioxide	動脈血二酸化炭素分圧
PAO$_2$	partial pressure of alveolar oxygen	肺胞気酸素分圧
PaO$_2$	partial pressure of arterial oxygen	動脈血酸素分圧
PAOP	pulmonary artery occlusion pressure	肺動脈楔入圧（閉塞圧）
PAP	peak airway pressure	最高気道内圧
PAP	pulmonary arterial pressure	肺動脈圧
PAV	pressure assist ventilation	従圧式補助換気
PAV	proportional assist ventilation	比例補助換気
Paw	airway pressure	気道内圧
PB	barometric pressure	大気圧
PCV	pressure control ventilation	従圧式調節換気
PCO$_2$	partial pressure of carbon dioxide	二酸化炭素分圧
PCP	*Pneumocystis* pneumonia	ニューモシスチス肺炎（以前はカリニ肺炎とよばれていた）
PCWP	pulmonary capillary wedge pressure	肺動脈楔入圧
PDA	patent ductus arteriosus	動脈管開存症
PECO$_2$	expired carbon dioxide tension	呼気二酸化炭素分圧
PEEP	positive end-expiratory pressure	呼気終末陽圧，呼気終末気道内陽圧
PEF	peak expiratory flow	ピーク呼気流
PEFR	peak expiratory flow rate	ピークフロー（最大呼気流量）
PEG	percutaneous endoscopic gastrostomy	内視鏡的胃瘻造設術
PEJ	percutaneous endoscopic jejunostomy	内視鏡的腸瘻造設術
PETCO$_2$	partial pressure of end tidal carbon dioxide[CO$_2$]	終末呼気二酸化炭素分圧
P/F ratio	PaO$_2$/F$_I$O$_2$	P/F比
PIP	peak inspiratory pressure	最高気道内圧
PLB	pursed lip breathing	口すぼめ呼吸
pMDI	pressurised metered dose inhaler	定量噴霧吸入器
PN$_2$	partial pressure of nitrogen	窒素分圧
PO$_2$	partial pressure of oxygen	酸素分圧
PPH	primary pulmonary hypertention	原発性肺高血圧症
PPHN	persistent pulmonary hypertention of the newborn	新生児遷延性肺高血圧
PRSP	penicillin resistant *Streptococcus preumoniae*	ペニシリン耐性肺炎球菌
PRVC	pressure regulated volume control ventilation	圧制御従量式換気
PS	pressure support	圧支持

略語	英語	日本語
PSV	pressure support ventilation	プレッシャサポート換気，圧支持換気
PtcCO2 (tcPCO2)	transcutaneous carbon dioxide partial pressure	経皮二酸化炭素分圧
PtcO2 (tcPO2)	transcutaneous oxygen partial pressure	経皮酸素分圧
PTV	patient trigger ventilation	部分的補助換気
$P\bar{v}CO_2$	partial pressure of mixed venous CO_2	混合静脈血二酸化炭素分圧
PVO_2	partial pressure of venous oxygen	静脈血酸素分圧
$P\bar{v}O_2$	partial pressure of mixed venous O_2	混合静脈血酸素分圧
Q Q	flow volume	血液流量
$\dot{Q}$	blood flow volume, timed blood flow	単位時間あたりの血液量
Qc	capillary blood flow	肺毛細血管血流量
QOL	quality of life	生活の質（生存の質）
$\dot{Q}s$	shunt blood flow	シャント血流量
$\dot{Q}s/\dot{Q}_T$	right to left shunt ratio	肺シャント率
$\dot{Q}_T$	total blood flow	心拍出量
R R	resistance	抵抗
Raw	airway resistance	気道抵抗
RCU	respiratory care unit	呼吸器集中治療室
RDS	respiratory distress syndrome	呼吸窮迫症候群
RQ	respiratory quotient	呼吸商（VCO2/VO2）
RR	respiratory rate	呼吸数
Rrs	respiratory resistance	呼吸抵抗
RV	residual volume	残気量
RV	right ventricle	右室あるいは三尖弁疾患領域
S S	saturation	飽和度
SaO2	arterial oxygen saturation, saturation of arterial oxygen	動脈血酸素飽和度
SAS	sleep apnea syndrome	睡眠時無呼吸症候群
S.B.	standard bicarbonate	基準重炭酸塩
SC'O2	capillary O2 saturation	毛細管血酸素飽和度
SI	sustained inflation	深呼吸
SIMV	synchronized intermittent mandatory ventilation	同期式（型）間欠的強制換気，同期的IMV
SIRS	systemic inflammatory response (syndrome)	全身性炎症反応症候群
SMI	sustained maximal inspiration	最大吸気保持法
SOD	superoxide dismutase	活性酸素分解酵素

略語	英語	日本語
SpO$_2$	pulse oximeter saturation, transcutaneous oxygen saturation	経皮酸素飽和度（パルスオキシメータで測定した動脈血酸素飽和度）
SpO$_2$	oxygen satulation of peripheral artery	末梢動脈血酸素飽和度
SPONT	spontaneous (breathing)	自発呼吸
STPD	standard temperature and pressure, dry	標準状態（0℃）、1気圧、乾燥状態での気体量
S$\bar{v}$O$_2$	mixed venous oxygen saturation, saturation of mixed venous oxygen	混合静脈血酸素飽和度
SWT	shuttlle walking test	シャトルウォーキングテスト
T TCO$_2$	total carbon dioxide	血漿二酸化炭素含量
TE	expiratory time	呼気時間
TI	inspiratory time	吸気時間
TIPPV	tracheostomy intermittent positive pressure ventilation	気管切開下気道内陽圧換気
TLC	total lung capacity	全肺気量
TPPV	tracheostomy positive pressure ventilation	気管切開下気道内陽圧換気
TTI	tension time index	収縮力と収縮時間の積
TTO	transtracheal oxygen	経気的気管内酸素投与法
TV	tidal volume	1回換気量
V V	volume	ガス量
v	venous	静脈血
$\bar{v}$	mixed venous	混合静脈血
$\dot{V}$	gas flow volume	単位時間あたりのガス容積
$\dot{V}_{25}$		フローボリュームカーブにおける25%肺気量のフロー
VA	alveolar ventilation	肺胞換気量
$\dot{V}_A$	alveolar ventilation/minute	分時肺胞換気量
VAP	ventilator-associated pneumonia	人工呼吸（器）関連肺炎
$\dot{V}_A/\dot{Q}$	ventilation perfusion ratio	換気血流比
VC	vital capacity	肺活量
$\dot{V}CO_2$	carbon dioxide elimination, carbon dioxide production, production of carbon dioxide per minute	二酸化炭素排出（産生）量、1分間の二酸化炭素産生量
VCV	volume control ventilation	量規定換気
V$_D$	dead space	死腔
$\dot{V}_D$	minute volume of dead space ventilation	分時死腔換気量

略語	英語	日本語
V_D/V_T	ratio of dead ventilation to tidal ventilation	死腔率
$\dot{V}_E$	minute (expiratory) ventilation	分時(呼気)換気量
VI	ventilatory index	換気化指数
VILI	ventilator induced lung injurys	人工呼吸器装着による肺傷害
$\dot{V}_{max}$	maximum expiratory flow rate	最大呼気流速
$\dot{V}O_2$	oxygen consumption	酸素消費量
V/Q	ventilation perfusion ratio	換気・血流比
VSV	volume support ventilation	ボリュームサポート換気
V_T	tidal volume	1回換気量
Z ZEEP	zero end-expiratory pressure	PEEPに対する語でPEEPを使用していない状態

●エキスパート情報

■ 学習に役立つ呼吸器・疾患に関するウェブページ

- **AARCガイドライン**
  (American Association for Respiratory Care)
  http://www.aarc.org/
- **COPD情報ネット**
  (日本ベーリンガーインゲルハイム株式会社・ファイザー株式会社)
  http://www.copd-info.net/index.html
- **呼吸ケアの掲示板**（株式会社マルコ）
  http://www.marco-hc.co.jp/board/c-board.cgi
- **癌情報**
  - **がん情報サイト**（先端医療振興財団）
    http://cancerinfo.tri-kobe.org/
  - **がん情報サービス**（国立がんセンターがん対策情報センター）
    http://ganjoho.ncc.go.jp/public/index.html

■ 資格に関するウェブページ

- **認定看護師**（日本看護協会認定）
  「集中ケア」「救急看護」「がん性疼痛看護」など
  http://www.nurse.or.jp/
- **呼吸療法認定士**（「3学会合同呼吸療法認定士認定委員会」の委託により，財団法人 医療機器センターが実施）
  http://www.jaame.or.jp/koushuu/kokyu/k_index.html

（2008年4月現在）

●聴診のコツと表現

- 呼吸運動によって発生する異常な肺音を総称して「副雑音」といい,喘鳴,捻髪音,いびき(様)音,水泡音の4つに分類される.
- **記載のポイント**:胸部のどの部位で,どのような音が聴こえ,勤務時間内にその音が変化したか,しなかったかを記載.
- **聴診器の使い方のポイント**:高周波音はしっかり押しつけて,低周波音は軽く触れる程度にあてると聴き取りやすい.

周波数 \ 継続時間	連続性 250msec以上	断続性 250msec以下
高周波 >400Hz	**Wheezes 喘鳴** ● 通常は呼気時に聴かれる ● 気道の一部に狭窄(器質的,分泌物による)が生じるとその部位で気流速度が増し,気流と気道壁との相互作用で振動が発生することで生じる ● ヒューヒュー,ピーピー	**Fine crackles 捻髪音** ● 通常は吸気終末に聴かれる ● 呼気には聴かれない ● 呼気時に閉塞した細い気道が,吸気時に無理やり開放されることで生じる ● 呼気にてしばらく息こらえをさせた後,深吸気をさせると聴こえやすくなる ● パチパチ,プチプチ
低周波 <200Hz	**Rhonchi いびき(様)音** ● ギリシャ語で「いびき」を意味する ● 発生部位は比較的太い気道 ● 気管支喘息,気管支拡張症,COPD喀痰貯留,心不全などで聴かれる ● グーグー,ブーブー	**Coarse crackles 水泡音** ● 気管支壁に張った液体膜が呼吸運動により破裂して発生する ● したがって,呼気にも吸気にも聴こえる ● 咳をさせると聴こえる部位や音が変動する場合がある ● 音源は太い気道 ● ゴロゴロ,ガラガラ

●間違えやすい薬剤例

■ 名前が似ている薬剤例

【内服】
（　）内は主な適応

アロシトール（痛風）	アイトロール（狭心）	
アロテック（気拡張）	アレロック（抗ヒス, 抗アレ, 耳鼻科, 皮膚科）	アテレック（降圧）
アマリール（糖尿）	アルマール（降圧）	
テオドール（気拡張, 喘息, 呼吸）	テオロング（気拡張, 呼吸）	テグレトール（抗精神, 抗てん）
クラビット（抗菌, 眼科）	クラリシッド（抗菌, 潰瘍）	ウラリット（泌尿）
シプロキサン（抗菌）	ジプレキサ（抗精神）	
セロクラール（制吐, 脳代謝）	セロクエル（抗精神）	セクトラール（降圧, 抗不整）
ノルバスク（降圧, 狭心）	ノルバデックス（抗悪性）	
マイスリー（睡眠）	マイスタン（抗てん）	
ムコダイン（去痰, 耳鼻科）	ムコソルバン（去痰）	ムコスタ（潰瘍）
レンドルミン（睡眠）	トレドミン（抗精神）	

【注射】

ウテメリン（子宮）	メテナリン（子宮）	
サクシン（筋弛緩）	サクシゾン（副腎）	
タキソール（抗悪性）	タキソテール（抗悪性）	

■ そのほかの理由で間違いやすい例

①医薬品名が同じだが語尾などが異なるもの
　（例）ビオフェルミン，ビオフェルミンR
　　　　ビクシリン，ビクシリンS

②剤形が異なるもの
　（例）リンデロン：錠，散，シロップ，液，点眼，坐薬

③規格が多いもの
　（例）MSコンチン：10mg錠，30mg錠，60mg錠

④外観が似ているもの
　（例）バンコマイシン散（内服用無菌バイアル）0.5g，バンコマイシン（注射）0.5g

●禁煙支援

■ 喫煙の定義と概念

- わが国では,いまだにタバコは嗜好品または習慣とみなされている.
- 喫煙の本質は「ニコチン依存症」という克服困難な疾患であり,喫煙者は積極的な治療を要する患者である.
- 禁煙に成功するかどうかは個人の意志力の問題ではない.科学的根拠に基づいた医療技術による介入,すなわち禁煙治療が必要である.

■ 喫煙に対する介入

- わが国での喫煙習慣は国民病といっても過言ではなく,喫煙が原因となる疾患や健康被害も多い.
- 一般臨床医や看護師は,日常の医療行為のなかで喫煙者に遭遇する機会が多い.そのつど禁煙に向けた介入を行えば,医療費削減への貢献など,社会的インパクトは大きい.
- 3分間程度の短い介入でも有効で,すべての医療従事者は禁煙支援に参加すべきである.
- 指導技術の質も重要だが,それ以上に,より多くの喫煙者にアプローチできる場を活かして禁煙達成者の実数を増やすことが重要である.

■ 禁煙指導の実際

- 禁煙指導に関する指導技術を習得するために最も手っ取り早い方法は,まず禁煙指導を始めてみることであり,症例から学ぶことによって,自身の指導技術を向上させていけばよい.
- 禁煙支援の実際は表1に示す「5Aアプローチ」に沿って進めていく.

■表1 タバコを止める意志のある患者への短時間の支援(5つのA)

ステップ		実践のための具体的戦略
1	Ask(たずねる)	すべての喫煙者を面接のたびに系統的に把握する
2	Advise(助言する)	すべての喫煙者に止めるよう強く勧める
3	Assess(評価する)	禁煙への関心度を判定する
4	Assist(支援する)	禁煙中の患者を援助する
5	Arrange(調整する)	フォローアップの診察の予定を決める

> **ココがポイント!** 患者には必ず喫煙の有無をたずね,喫煙している場合には,はっきりと禁煙を勧める!

- 5つのAのうち，初めの「2つのA」を実施するだけでも十分である．

1. Ask（たずねる）
- すべての受診者に喫煙状況をたずねる．
- 喫煙者は喫煙本数を少なめに申告したり，短期間喫煙していないだけでも「禁煙した」と答えたりする．喫煙者には止める意志があるかを，「止めた」と答えた者にはいつ止めたかを確認する．
- 「いつごろから？ どういうときに？」などのOpen Ended Question（患者が自由に答えられる質問）を交える．
- 喫煙者は問診を受けるだけでも，自分の疾患と喫煙の関連を認識する可能性がある．明らかな喫煙者にも喫煙の有無をたずね，喫煙量や禁煙経験の有無などに話を進める．

2. Advise（助言する）
- すべての喫煙者に禁煙を勧める．
- 「はっきりと，強く，個別的に」がポイントである．
- 今，正に禁煙すべきであることを明確に伝える．現在の健康状態，社会的・経済的コスト，止めることへの動機と関心度，子供や家族への悪影響なども関連づけて個別的に禁煙を勧める．
- 「タバコは止めたほうがいい」という曖昧な表現は避ける．ニコチン依存による心理的合理化により「止めなさいと言われたわけではない」と解釈されてしまう傾向がある．
- 減煙の有効性は医学的に根拠がない．さらに患者が「本数を減らせば吸い続けてもよい」と曲解する可能性があり，絶対に減煙を勧めてはならない．

3. Assess（評価する）
- 禁煙する意志のある喫煙者には，ステップ4（Assist）として禁煙援助の提供，ステップ5（Arrange）として支援方法の調整を行う．
- 今は禁煙するつもりがない喫煙者には，禁煙の動機づけの介入を行っていく．
- 禁煙の意志がないからと簡単にあきらめない．禁煙に向けた啓蒙をしていくだけでも，十分に効果がある．

4. Assist（支援する）
①患者の禁煙プランを援助する．
- 禁煙を決意した患者に対し，禁煙に向けて環境を整えていく

- ことを支援する.
- 禁煙開始日を決める.
- タバコ関連グッズを全部捨てる.

②実践的カウンセリングを提供する.
- 禁煙開始日からは「断煙」する.
- 禁煙で離脱症状が最も強くなるのは,禁煙開始の約2〜3日後.
- 喫煙衝動は1〜3分でおさまるので,その間の気を紛らわす禁煙グッズ(シュガーレスガム,歯ブラシなど)が有効.
- 食後には食卓からすぐに離れる,酒の席をなるべく避けるなど,行動パターン変更や環境の改善を行う.

③薬物療法を勧める.
- ニコチン置換療法(パッチ,ガム):身体的依存による禁断症状を軽減する.
- バレニクリン(チャンピックス®):ニコチン受容体に結合して作動すると同時に,ニコチンの結合を阻害する.禁煙時の離脱症状を軽減するだけでなく,再喫煙時の満足感を抑制するため,禁煙成功率が高い.

5. Arrange(調整する)
- フォローアップは禁煙開始日直後,特に1週間以内に行う.
- 禁煙という患者の努力に対して常に関心を示し,その行動選択を認めて賞賛する.
- もし喫煙が再開していれば,再度完全に禁煙するように導く.

●救急蘇生法

- 救急蘇生法とは,生命の危険に瀕している患者に対して緊急に行われる手当,処置,治療などのことである.
- その場で医療器具を用いずに行われる一次救命処置(BLS)と,医療器具を用いて行われる二次救命処置(ALS)に大別される.

■ 成人の一次救命処置(BLS)

- 医療従事者が行うBLSのアルゴリズムを示す(**図1**).

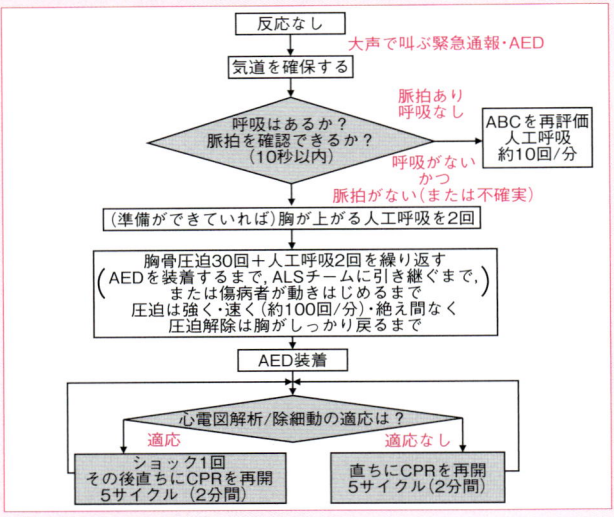

```
         ┌──────────┐
         │  反応なし  │
         └────┬─────┘
              │         大声で叫ぶ緊急通報・AED
         ┌────┴─────┐
         │ 気道を確保する │
         └────┬─────┘
              │
      ┌───────┴───────┐      脈拍あり
      │  呼吸はあるか?   │      呼吸なし      ┌──────────────┐
      │ 脈拍を確認できるか? ├─────────────→│ ABCを再評価   │
      │   (10秒以内)    │                  │  人工呼吸     │
      └───────┬───────┘     呼吸がない      │  約10回/分   │
              │             かつ           └──────────────┘
              │        脈拍がない(または不確実)
      ┌───────┴──────────────────┐
      │(準備ができていれば)胸が上がる人工呼吸を2回│
      └───────┬──────────────────┘
              │
  ┌───────────┴───────────────┐
  │   胸骨圧迫30回+人工呼吸2回を繰り返す    │
  │(AEDを装着するまで,ALSチームに引き継ぐまで,)│
  │  または傷病者が動きはじめるまで         │
  │   圧迫は強く・速く(約100回/分)・絶え間なく   │
  │    圧迫解除は胸がしっかり戻るまで       │
  └───────────┬───────────────┘
              │
         ┌────┴─────┐
         │  AED装着   │
         └────┬─────┘
              │
      ┌───────┴───────┐
      │ 心電図解析/除細動の適応は? │
      └──┬─────────┬──┘
    適応  │         │ 適応なし
  ┌──────┴──────┐ ┌┴──────────────┐
  │  ショック1回    │ │ 直ちにCPRを再開  │
  │その後直ちにCPRを再開│ │  5サイクル(2分間) │
  │ 5サイクル(2分間)  │ │                │
  └─────────────┘ └───────────────┘
```

■図1 BLSのアルゴリズム
(日本救急医療財団心肺蘇生法委員会監.日本版救急蘇生ガイドライン策定小委員会編著.救急蘇生法の指針2005,へるす出版;2007. p.8より)

■ BLSのポイント

- 救助者が一人の場合,心肺蘇生法の開始よりも資機材の手配を優先する.成人では心停止が心原性のことが多く,そのなかでも心室細動や心室性頻脈の場合は,一刻も早い除細動が予後改善に重要となるからである.
- 人工呼吸に抵抗がある,もしくは人工呼吸を行ったが正しく送気できたかわからない場合は,それ以上人工呼吸を行おうとせず,直ちに胸骨圧迫を開始する.人工呼吸にこだわるあまり,

胸骨圧迫を遅らせるべきではない．
- 胸骨圧迫は絶え間なく行う．ほんの短い間，胸骨圧迫を中断するだけで冠動脈圧はすぐに低下してしまう．人工呼吸をしている間に交代するなどの工夫が必要である．

■ 成人の二次救命処置（ALS）

- 医療従事者が行うALSのアルゴリズムを示す（**図2**）．

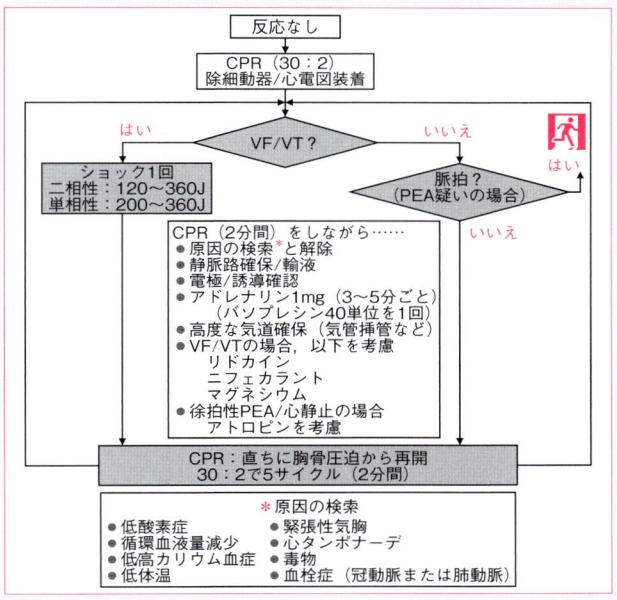

```
            ┌──────────┐
            │  反応なし  │
            └──────────┘
                 │
         ┌────────────────┐
         │   CPR（30：2）   │
         │ 除細動器/心電図装着 │
         └────────────────┘
                 │
      はい    ◇ VF/VT ?◇    いいえ
       │                      │
┌──────────────┐         ◇ 脈拍? ◇ ──はい──→ 🚪
│ ショック1回      │         │(PEA疑いの場合)│
│ 二相性：120～360J│              │
│ 単相性：200～360J│            いいえ
└──────────────┘              │
       │                      │
       └──────────┬───────────┘
                  ▼
┌──────────────────────────────────┐
│ CPR（2分間）をしながら……             │
│ ● 原因の検索＊と解除                 │
│ ● 静脈路確保/輸液                    │
│ ● 電極/誘導確認                      │
│ ● アドレナリン1mg（3～5分ごと）      │
│   （バソプレシン40単位を1回）         │
│ ● 高度な気道確保（気管挿管など）      │
│ ● VF/VTの場合，以下を考慮            │
│     リドカイン                       │
│     ニフェカラント                   │
│     マグネシウム                     │
│ ● 徐拍性PEA/心静止の場合             │
│     アトロピンを考慮                 │
└──────────────────────────────────┘
                  │
┌──────────────────────────────────┐
│ CPR：直ちに胸骨圧迫から再開           │
│     30：2で5サイクル（2分間）         │
└──────────────────────────────────┘
```

```
              ＊原因の検索
● 低酸素症          ● 緊張性気胸
● 循環血液量減少    ● 心タンポナーデ
● 低高カリウム血症  ● 毒物
● 低体温            ● 血栓症（冠動脈または肺動脈）
```

■図2　ALSのアルゴリズム
（日本救急医療財団心肺蘇生法委員会監．日本版救急蘇生ガイドライン策定小委員会編著．救急蘇生法の指針2005，へるす出版；2007．p.33より）

MEMO

救命処置のABC

ABCのAはAirway（気道確保），BはBreathing（呼吸状態），CはCirculation（循環動態）とされてきたが，なんといっても人手を集めることが最優先である．その意味でABCのAはAnother doctor，Another nurse，あるいはAnother staffである．救命の現場では常に「もう一人」が求められる．

●手技をチェック！　皮下注射

■ 注射部位
- 原則として上腕伸側．肩峰から肘頭を結ぶ線のおおよそ下3分の1の部分．

■ 手順
① 注射の内容について患者に説明し，承諾を得る．
② **針の選択**：26〜29ゲージ針を選択する．<u>細いほうが痛みが少ない．</u>
③ **消毒**：接種部位を消毒用アルコールで消毒する．被接種者がアルコール不耐症の場合はイソジン消毒液を使う．（最近は消毒は一切必要ないとする見解もある）
④ 肘関節を屈曲させる．
⑤ **刺入部位をつまみ上げる**：筋肉はつまめないため，針の先端が筋肉内に入るのを防ぐことができる．刺入する長さの見当もつく．
⑥ **刺入角度**：皮膚に対しておよそ30°程度の角度で針を刺入する．40°以上になると筋肉に注射しやすくなる．
⑦ **手早く刺入する**：<u>瞬時に刺入したほうが痛みが少ない．</u>
⑧ **痛みの程度を確認する**：針先が神経に接している場合にはその神経に沿った放散痛や強い痛みが生じるため，この場合には速やかに接種を中止し，接種部位を変更する．
⑨ **血液逆流を確認する**：シリンジに陰圧をかけ（シリンジの内筒を引く），血液の逆流がある場合は注射針の先端が血管内に入っているため，接種部位を変更する．
⑩ **薬液の注入**：<u>ゆっくり行ったほうが痛みが少ない．</u>
⑪ **抜針**：注射後は接種部位を清潔なアルコール綿で押さえる．シリンジは針ごとセイフティーボックスへ入れる．
⑫ **注射後のマッサージ**：インフルエンザの予防接種の場合は接種直後に同部位を液が漏れ出ないように注意しながら軽く数回揉む．インスリンは揉まない．
⑬ 無事終了したことを患者に伝える．

●手技をチェック！　静脈採血

- 真空管採血と注射器を用いた採血の手順を以下に解説する．
- 太くて弾力性のある「よい血管」が見当たらない場合は，真空管採血ではなく注射器を用いた採血にする．

■ 採血の奥義

- 失敗すると患者が不愉快になるだけでなく「止血作業」が加わるので3倍近く時間をロスする．一度で成功することが朝の忙しい時間を有効に使うコツである．
- 成功の秘訣は「よい血管」を選択することにつきる．したがって，血管の選択には十分な時間をかけてよい．
- 簡単に採血できそうな患者から始める．難しそうな患者には後で採血することを告げ，上肢を布団に入れるなどして温めておいてもらう．
- 患者自身が成功率の高い部位を知っていることがある．「いつもどこから採血していますか」と聞いてみるとよい．
- 動脈血流まで低下させてしまうほど駆血帯を強く巻くと静脈も見つけにくくなる．駆血帯は動脈血が末梢に流れ，静脈血が戻れない程度に巻く．
- 駆血帯が強すぎてもゆるすぎても血管は見つけにくい．駆血帯を何度か巻きなおすと「よい血管」が見つかることがある．
- 肘正中皮静脈→前腕正中皮静脈→橈側皮静脈の順に探していく．
- 利き腕の血管のほうが太いことが多い．よい血管が見つからない場合には躊躇せず，逆の手の血管を探すことが大切である．
- 繰り返し採血し，硬くなってしまっている部位は太くても内腔が狭窄していることがあるため，採血に適さない．一見太くても内腔が狭窄している血管は駆血帯を巻いていても，駆血帯をはずしても血管のサイズと弾力性があまり変化しない．そのような血管は避ける．
- 橈側皮静脈を選んだ場合は神経交差部位を避けるため，手首から10～12cm中枢の部位を探す．
- 手首の血管は神経が近いので避ける．
- 深いところにある血管でも二股に分かれている分岐点を見つけ，合流している部位に向かって刺入すると成功率が高い．

- 失敗しそうな場合には,中枢の血管からアプローチする.末梢の血管からの採血に失敗すると,再チャレンジの際,そこから上位に駆血帯を巻くことになるため,1回目の刺入部位から出血しやすい.

■ 真空管採血の手順(標準採血法ガイドライン[*1]より)

① 医師は採血の内容・必要性・考えうる問題点などについて可能な範囲で患者に説明し,少なくとも口頭で同意を得ることが望ましい.
② 医師は採血の指示を書面またはコンピュータを用いて行う.
③ 採血者は必要器具を準備する(以下はすべて採血者が行う).
④ 採血管にラベルを貼る.
⑤ 姓名により患者確認を行う.
⑥ 必要事項について患者に尋ね確認する.
⑦ 手指を洗浄して使い捨て手袋を着用する.
⑧ 患者に採血に適した姿勢をとってもらう.
⑨ 採血用ホルダーに採血針(またはアダプターのついた翼状針)を取り付ける.
⑩ 駆血帯装着前に,目視および指で触れて血管を確認する.
⑪ 駆血帯を装着する.
⑫ 患者に手を軽く握ってもらう.
⑬ 指で触れて採血部位を再度確認する.
⑭ 穿刺部位の消毒を行い,消毒液が乾燥するまで待つ.
⑮ 針を血管に15~30°程度の角度で刺入し,針を動かさないようにホルダーを固定する.
⑯ 採血管をホルダー内に押し込み,血管の流入を確認する.
⑰ 必要量の血液を採取した後,直ちに採血管をまっすぐホルダーから抜去する.
⑱ 順次採血管に血液を採取する.なお1本の採血針での採血は原則として採血管6本までとする.

[*1] 日本臨床検査標準協議会(JCCLS).標準採血法ガイドライン(GP4-A1). 2006. p. 12.
[*2] 上記書. p. 21.
注意:ここに掲載した手順だけでは患者への安全性や検査値の正確性について保証できないため,この手順の意味や注意点,変更可能な部分などについては,必ず『標準採血法ガイドライン(GP4-A1)』本体を参照してください.

⑲ 採血の終わった抗凝固剤または凝固促進剤入りの採血管は確実に転倒混和する．
⑳ 必要な採血管すべてに採血を終了した後，最後の採血管をホルダーから抜去する．
㉑ 採血管を抜いた状態で駆血帯を解除する．
㉒ 消毒綿またはガーゼパッドを穿刺部位に軽くあてた状態で針を抜く．
㉓ 消毒綿またはガーゼパッドにより圧迫して止血する．
㉔ 針とホルダーをそのまま鋭利器材専用廃棄容器に捨てる．
㉕ 採血後の採血管の取り扱いは手袋着用のままで行う．

■ 注射器を用いた採血の手順（標準採血法ガイドライン*2より）

① 医師は採血の内容・必要性・考えうる問題点などについて可能な範囲で患者に説明し，少なくとも口頭で同意を得ることが望ましい．
② 医師は採血の指示を書面またはコンピュータを用いて行う．
③ 採血者は必要器具を準備する（以下はすべて採血者が行う）．
④ 採血管にラベルを貼る．
⑤ 姓名により患者確認を行う．
⑥ 必要事項について患者に尋ね確認する．
⑦ 手指を洗浄して使い捨て手袋を着用する．
⑧ 患者に採血に適した姿勢をとってもらう．
⑨ 使い捨ての注射器に注射針または翼状針を取り付ける．
⑩ 駆血帯装着前に，目視および指で触れて血管を確認する．
⑪ 駆血帯を装着する．
⑫ 患者に手を軽く握ってもらう．
⑬ 指で触れて採血部位を再度確認する．
⑭ 穿刺部位の消毒を行い，消毒液が乾燥するまで待つ．
⑮ 針を血管に15〜30°程度の角度で刺入する．
⑯ 血液が針に流入したことを確認し，注射針を血管内に確実に挿入した後，注射器を固定する．
⑰ 必要量の血液を採取する．
⑱ 駆血帯を解除する．
⑲ 消毒綿またはガーゼパッドを軽く当てた状態で針を抜く．
⑳ 消毒綿またはガーゼパッドにより圧迫して止血する．
㉑ 採血管に血液を注入する．

㉒ 抗凝固剤または凝固促進剤入りの採血管は，確実に転倒混和する．
㉓ 針と注射器を適切に廃棄容器に捨てる．
㉔ 採血後の採血管の取り扱いは手袋着用のままで行う．

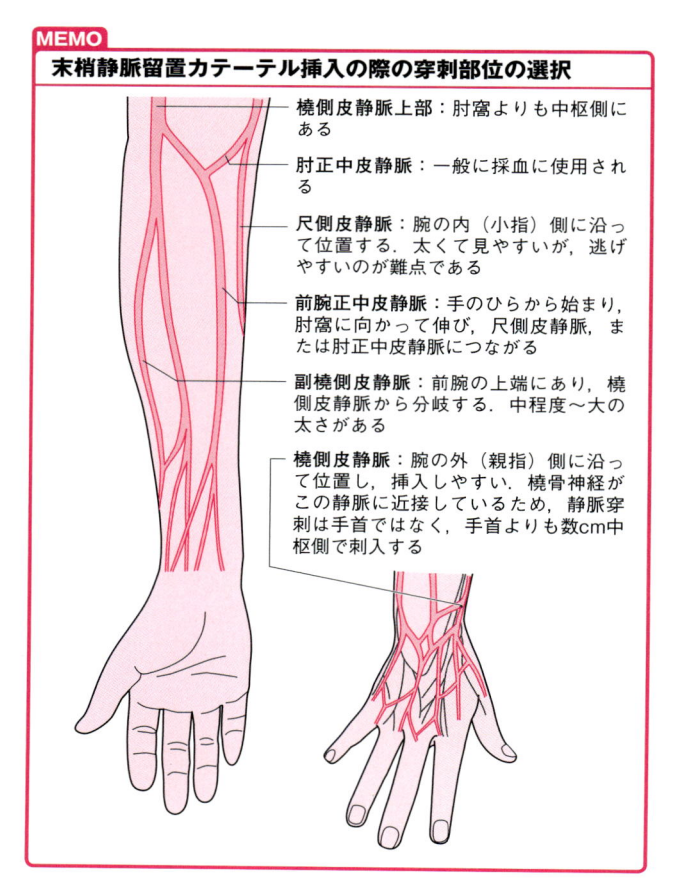

MEMO

末梢静脈留置カテーテル挿入の際の穿刺部位の選択

- **橈側皮静脈上部**：肘窩よりも中枢側にある
- **肘正中皮静脈**：一般に採血に使用される
- **尺側皮静脈**：腕の内（小指）側に沿って位置する．太くて見やすいが，逃げやすいのが難点である
- **前腕正中皮静脈**：手のひらから始まり，肘窩に向かって伸び，尺側皮静脈，または肘正中皮静脈につながる
- **副橈側皮静脈**：前腕の上端にあり，橈側皮静脈から分岐する．中程度〜大の太さがある
- **橈側皮静脈**：腕の外（親指）側に沿って位置し，挿入しやすい．橈骨神経がこの静脈に近接しているため，静脈穿刺は手首ではなく，手首よりも数cm中枢側で刺入する

索 引

■あ

悪性胸膜中皮腫… 122, 124, 189
悪性リンパ腫………………… 67
アザチオプリン……………… 155
アジスロマイシン水和物… 143
アシデミア…………………… 56
アシドーシス………………… 56
アスピリン喘息……………… 159
アスピレーションキット… 110
アスベスト…………… 122, 188
アスペルギルス……………… 146
アスペルギローマ…………… 31
圧外傷………………………… 102
アドヒアランス……………… 79
アトピー性皮膚炎…………… 81
アナフィラキシーショック
……………………… 33, 73
アマンタジン………………… 151
アムホテリシンB …………… 147
アラーム………………… 34, 35
アルカレミア………………… 56
アルカローシス……………… 56
アレルギー性気管支肺ア症
………………………… 146, 168
アレンドロン酸ナトリウム水和物
……………………………… 81
イートン-ランバート症候群
……………………………… 119
胃潰瘍…………………… 15, 17
医原性気胸…………………… 162
異常ヘモグロビン血症… 22, 60
イソニアジド………………… 143
一次救命処置………………… 208
遺伝子検査…………………… 50
イトラコナゾール……… 81, 147
いびき………………………… 184
いびき（様）音………… 20, 203
胃瘻…………………………… 106
インスリン…………………… 80
院内肺炎……………………… 130
インフルエンザ… 53, 127, 150, 152
インフルエンザ菌… 49, 165, 168

右心不全………………… 155, 157
うっ血性心不全……………… 21
ウロキナーゼ……………… 173
運動負荷試験………………… 126
運動療法……………………… 99
エアリーク…………………… 113
栄養血管……………………… 8
栄養剤………………………… 108
栄養指導……………………… 92
栄養療法………………… 105, 126
腋窩開胸……………………… 66
液体酸素装置………………… 88
エコノミー症候群…………… 175
エトポシド…………………… 72
エピネフリン…………… 80, 159
塩基過剰……………………… 54
嚥下機能評価………………… 97
嚥下反射……………………… 133
塩酸アムルビシン…………… 72
塩酸イリノテカン…………… 72
塩酸エタンブトール… 143, 145
塩酸ゲムシタビン…………… 72
塩酸ツロブテロール………… 81
塩酸デクスメデトミジン… 101
塩酸バンコマイシン………… 131
塩酸ヒドロキシジン 42, 80, 111
塩酸プロカイン……………… 111
塩酸ペチジン…………… 42, 111
炎症性腸疾患………………… 168
横隔膜…………………… 3, 9
横隔膜呼吸…………………… 98
黄色爪症候群………………… 168
オキシトロピウム臭化物製剤
……………………………… 37
オセルタミビル……………… 151

■か

開胸術………………………… 66
外傷性気胸…………………… 162
咳嗽反射……………………… 137
化学療法……………………… 71
過換気症候群…………… 180, 182
核酸増幅法…………………… 50

215

喀痰	18, 49, 133
喀痰検査	48
喀痰誘発法	48
下行大動脈	8
ガス交換	2, 6, 7, 54, 101, 193
喀血	8, 19, 20, 45, 147
活動係数	105, 107
過敏性肺臓炎	32
カフ圧	104
下部胸式呼吸	93
カプノグラム	62
カプノメータ	62, 100
紙バッグ法	181
下葉	5
カルボプラチン	71
簡易酸素マスク	85, 86
換気障害	39
換気補助療法	127
換気モード	101
換気量	103
還元ヘモグロビン	22
カンサシ症	142, 143
関節リウマチ	53, 168
ガンマナイフ療法	76
起因菌	130
気管	2, 4, 5
気管支	2, 4
気管支拡張症	30, 70, 168, 170
気管支拡張薬	83, 127, 165
気管支静脈	8
気管支喘息	4, 19, 21, 30, 39, 40, 151, 158, 160
気管支動脈	8
気管支動脈塞栓術	20, 70, 149
気管支内視鏡検査	41
気管支瘻	69
気管切開	95
気管挿管	20, 100
気胸	15, 17, 45, 47, 66, 84, 110, 155, 162, 166
キシナホ酸サルメテロール	81
気腫性囊胞	162
奇静脈	8
気道可逆性試験	37
気道過敏性試験	38
気道クリアランス法	99
気道内圧	102
気道粘膜	3, 19
機能血管	8
逆流性食道炎	15, 17, 19, 109
吸引圧調整部	114
吸気	9
救急蘇生法	208
急性呼吸窮迫症候群	176, 178
急性心筋炎	15, 17
急性心膜炎	15, 17
急性膵炎	15, 17
急性大動脈解離	15, 17
急性胆囊炎	17
急性肺損傷	176
吸入酸素濃度	85, 101
吸入薬	79
胸郭	9
胸郭可動域練習	99
胸腔鏡	67
胸腔穿刺	24, 138
胸腔ドレーン	110
凝固・線溶系検査	52
胸骨正中切開	66
胸鎖乳突筋	10, 128
狭心症	15, 17
胸水	23, 39, 139
胸水貯留	24, 122, 125
胸痛	15, 16, 35, 145
胸膜	3, 122
胸膜炎	15, 17, 84
胸膜腔	3
胸膜肥厚	39, 122
胸膜癒着	145
虚脱度	163
去痰薬	83, 165, 169
禁煙指導	205
菌球性肺ア症	147
緊張性気胸	102, 162, 163, 114
筋肉内注射	80
筋力トレーニング	92
口すぼめ呼吸	13, 93, 98
クッシング症候群	119
クラミジア肺炎	133
グルココルチコイド	127
経腸栄養	96, 106, 109

珪肺症	188, 189
経皮内視鏡的胃瘻造設術	106
血液検査	52
血液培養	52
結核	49, 70, 142, 144, 168
血栓溶解療法	173
血痰	18, 19, 20, 45, 147
ゲフィチニブ	72
原発性線毛機能不全症候群	168
抗核抗体	53
抗凝固療法	173
口腔カンジダ症	83
口腔ケア	95, 97
口腔内常在菌	137
抗結核薬	84
膠原病	53
抗酸菌検査	50
抗真菌薬	81, 147, 149
拘束性換気障害	39, 154, 189, 190
後側方切開	66
高二酸化炭素血症	85
誤嚥	44, 133, 134, 168
誤嚥性肺炎	50, 96, 109, 130, 134, 136
呼気	10
呼気終末陽気圧	101
呼吸機能検査	37, 126
呼吸筋	3, 9
呼吸困難	4, 12, 13, 91
呼吸性アルカローシス	173, 180
呼吸補助筋	10
呼吸リハビリテーション	92, 193
呼吸練習	98
骨髄抑制	74, 78, 193
混合性換気障害	164
混合性チアノーゼ	22
コントローラー	159

■さ

細気管支	2, 5
在宅酸素療法	87, 88, 93, 129
細胞診	48
再膨張性肺水腫	139, 163, 167
嗄声	79
サルコイドーシス	67, 53
酸塩基平衡	56
残気量	38
酸素解離曲線	58
酸素中毒	87
酸素毒性	102
酸素分圧	58
酸素飽和度	58
酸素療法	85, 127, 169
ジアゼパム	42, 181
シーパップ	184
シクレソニド	80
シクロスポリン	155
シクロホスファミド	155
止血剤	169
試験穿刺	111, 138
自己抗体	53
糸状真菌	146
シスプラチン	71, 123
自然気胸	162
持続性気道陽圧	101
市中肺炎	130
ジャクソンリース	102
シャント率	54
従圧式調節換気	101
縦隔鏡	67
縦隔腫瘍	45, 66, 67
縦隔条件	30
臭化チオトロピウム水和物	79
臭化パンクロニウム	102
臭化ベクロニウム	102
重炭酸イオン	54
終末細気管支	2
主気管支	5
酒石酸ビノレルビン	72, 123
術後合併症	68
腫瘍マーカー	52, 53
消化態栄養剤	108
小細胞癌	118
上大静脈	8
静脈栄養	106
静脈採血	52, 211
上葉	5

褥瘡	104
助産婦手位	180
シルベスター法	94
真菌	50
心筋梗塞	15, 17
人工呼吸器	100
人工呼吸器関連肺炎	100, 102, 104, 130
侵襲性肺ア症	146
侵襲的陽圧換気療法	127
滲出性胸水	23
心タンポナーデ	121
心電図	34
心毒性	75
じん肺	154
じん肺症	188, 192
心拍出量	54
深部静脈血栓症	172
心不全	19
水封部	113, 114
水泡音	20, 164, 166, 168, 170, 203
髄膜炎	147
睡眠時無呼吸低呼吸症候群	184, 186
スクイージング	99
ステロイド	80, 81, 83, 155, 159, 177, 191
ステロイドパルス療法	155
ストレス係数	105, 107
スパイロメータ	37
スプリンギング	94
成分栄養剤	108
喘鳴	158, 166, 203
咳	18, 19
咳エチケット	151, 152
石綿肺	188, 189
摂食・嚥下リハビリテーション	96
セフタジジム	131
セフトリアキソンナトリウム	131
前側方切開	66
全脳照射	76
前方腋窩切開	66
造影剤	30

臓側胸膜	3
塞栓子	172

■た

体位排痰法	99
大細胞癌	118
体循環	7
帯状疱疹	17
対標準1秒量	38
多核白血球	49
タバコ	126
痰	19
胆石症	17
チアノーゼ	21, 61
窒息	131, 135
中心静脈栄養	106, 109, 135
中心性チアノーゼ	22
中葉	5
調節換気	101
低栄養	131
低酸素症	35, 85, 155, 189, 176, 179, 190, 193
テオフィリン	83, 159
テタニー	180
デバイス	27
同期的間欠的強制換気	101
糖尿病	131
動脈血液ガス分析	52, 54
動脈血酸素分圧	54
動脈血酸素飽和度	54
動脈血二酸化炭素分圧	54
特発性間質性肺炎	39, 154, 156
特発性肺線維症	155
ドセタキセル水和物	71
塗抹検査	49, 50
トリアムシノロンアセトニド	80
トロッカーカテーテル	110
呑気	91

■な

ニコチン置換療法	207
二次救命処置	208
二相式陽圧換気	101
ニューモシスチス肺炎	32, 50, 131, 147

尿検査	52
ネブライザー	48
捻髪音	154, 156, 203
ノイラミニダーゼ阻害薬	151
膿胸	69, 110, 138, 140
脳梗塞	45, 133
膿汁	138
濃縮酸素装置	88
膿性痰	49
囊胞性線維症	168

■は

肺	2
肺アスペルギルス症	31, 146, 148
肺アスペルギローマ	146
肺炎	21, 68, 70, 127, 130, 132, 138, 153
肺炎球菌	49, 53, 131
肺活量	38, 40, 154
肺化膿症	138, 168
肺癌	45, 66, 67, 70, 71, 84, 118, 120, 127, 155
肺気腫	21, 39, 40, 128, 131
肺虚脱	110
肺気量	38
肺区域	6
肺クリプトコッカス症	147
肺血栓塞栓症	15, 17, 172, 174
肺梗塞	69, 172
肺循環	7
肺静脈	8
肺真菌症	49, 146, 148
肺水腫	19, 69, 70, 100, 176
肺性心	127, 164
肺塞栓	21, 69, 172
排痰	13, 131
肺動脈	8
肺胞	2, 4, 5
肺胞気-動脈血酸素分圧較差	54
肺胞マクロファージ	188
肺野条件	30
培養検査	49, 50
肺瘻	69
パクリタキセル	71

ばち指	154, 168
バッキング	103
バッグバルブマスク	102
鼻カニュラ	85
パニックコントロール	98
ハフィング	95, 99
パルスオキシメータ	58, 100
バレニクリン	207
半奇静脈	8
パンコースト症候群	119
半消化外流動食	108
半消化態栄養剤	108
パンデミック	150
ピークフローメータ	37
皮下注射	80, 210
非結核性抗酸菌症	30, 50, 142, 144, 168
非侵襲的陽圧換気	89, 100, 127
必要エネルギー	105
必要水分量	105
皮膚障害	74, 78
びまん性汎細気管支炎	164, 166
病原体検査	48
ピラジナミド	143
ピルフェニドン	155
ファイティング	103
フェンタニル	102
腹式呼吸	13, 93, 98
副鼻腔気管支症候群	164, 168
不顕性誤嚥	133, 134
不整脈	34, 36, 68, 83, 102
腐敗臭	141, 171
ブラ	162
フルニトラゼパム	101
ブレブ	162
プローブ	58
分時換気量	101
粉じん	188
閉塞性換気障害	39, 164, 168
壁側胸膜	3
ペメトレキセドナトリウム水和物	123
ヘモグロビン	55
ベンチュリマスク	85, 86

扁平上皮癌.................. 118
放射性食道炎.................. 78
放射線治療.............. 76, 190
放射線肺臓炎.... 77, 78, 190, 192
ボリコナゾール........... 81, 147

■ま
マイコプラズマ............. 50, 53
マイコプラズマ肺炎........... 133
マウスピース.................. 37
マクロライド系抗菌薬...... 165, 169
末梢循環不全............. 61, 179
末梢静脈栄養............. 106, 109
末梢性チアノーゼ.............. 22
麻痺性イレウス................ 44
慢性壊死性肺ア症............. 146
慢性呼吸不全................ 143
慢性副鼻腔炎............. 164, 169
慢性閉塞性肺疾患...... 10, 126, 128, 151
ミカファンギンナトリウム
.... 147
ミダゾラム............... 42, 101
ミルキング................... 115
無気肺.................. 68, 102
迷走神経反射................ 163
メタコリン................. 38, 40
メチルキサンチン類............ 127
メチルプレドニゾロン........... 177
免疫学的検査................. 52
免疫抑制剤.................. 155
モニター心電図................ 34
モルヒネ..................... 102
モンテプラーゼ............... 173

■や
薬剤アレルギー................ 79
薬剤感受性検査................ 49
薬物療法...... 79, 126, 130, 135, 143, 155, 177
有酸素運動................... 92
溶接工肺................ 188, 189

■ら
ライズタイム.................. 89

ラ音............ 69, 130, 188, 190
ラディエーション・リコール
.... 72
リウマトイド因子............... 53
リザーバー付酸素マスク... 85, 86
リセドロン酸ナトリウム水和物
.... 81
リファンピシン................ 143
硫酸アトロピン... 42, 44, 70, 111
硫酸サルブタモール............. 37
硫酸ストレプトマイシン... 80, 143
量規定換気................. 101
緑膿菌.............. 131, 165, 168
るいそう................... 127
レジオネラ................ 50, 53
レリーバー.................. 159
漏出性胸水.................. 23
漏出性皮膚障害............ 73, 74
肋軟骨炎.................... 17
肋間膜....................... 3
肋骨骨折................. 17, 94

■記号・数字・欧文
%FEV$_{1.0}$................ 38
%IBW.................. 105, 107
%IPAPmax................... 89
%IPAPmin................... 89
%肺活量.................... 38
1回換気量............... 38, 101
1秒率.................. 38, 40
1秒量................. 37〜39
12誘導心電図............ 34, 36
ACE........................ 53
ACT....................... 173
A-aDO$_2$.................. 54
ALI....................... 176
ALS....................... 208
AMR........................ 72
APTT..................... 173
ARDS............ 100, 176, 178
BAE............. 20, 70, 149
BE......................... 54
BEE.................. 105, 107
BIPAP.................. 90, 101

項目	ページ
BiPAP	90
BLS	208
BMI	107
CBDCA	71
CDDP	71
CMV	101
CNPA	146
CO_2ナルコーシス	87, 131
COPD	10, 90, 96, 126, 128, 151
CPAP	101
CPT-11	72
CRP	52
CTガイド下生検	45
CT検査	30
DOTs	84, 143, 145
DPB	164, 166
ECOG PS	71, 124, 125
EPAP	89
$FEV_{1.0}$	38
$FEV_{1.0}\%$	38
FiO_2	101
Fr	110
FVC	37
GEM	72
HCO_3^-	54
HOT	87, 93
IBW	105, 107
IIPs	154, 156
IPA	146
IPAP	89
IPF	155
MAC症	142, 143
MRSA	131
N95マスク	142
NAC	155
nCPAP	184
NPPV	89, 100, 127
NST	106
NTM	30, 142, 144
OSAHS	184
$PaCO_2$	54, 55, 62
PaO_2	54, 55
PCR	50, 146
PCV	101
PD	73
PEEP	89, 101
PEF	79
PEG	106
$PETCO_2$	62
pH	54, 56
PSG	184
PSV	101
PS換気	101
Ramsayの鎮静スコア	102
RTP	107
RV	38
S/Tモード	89
SaO_2	54, 55
SGA	105
SIADH	119
SIMV	101
SpO_2	58
Sモード	89
TLC	154
TNM分類	119
t-PA	173
TPN	96, 106
TS-1	72
TXL	71
TXT	71
Tモード	89
UFT	72
VAP	100, 104
VATS	154
VC	38, 154
VCV	101
V_E	101
VNR	72
VP-16	72
V_T	38, 101
X線検査	26, 28, 29

中山書店の出版物に関する情報は,小社サポートページを御覧ください.
http://www.nakayamashoten.co.jp/bookss/define/support/support.html

呼吸器看護ポケットナビ

2008年6月30日	初版第1刷発行 ©
2008年7月25日	初版第2刷発行
2010年6月5日	初版第3刷発行
2012年3月1日	初版第4刷発行
2014年3月25日	初版第5刷発行

監　修　近藤達也(こんどうたつや)　森山節子(もりやませつこ)
発行者　平田　直
発行所　株式会社 中山書店
　　　　　〒113-8666　東京都文京区白山 1-25-14
　　　　　電話　03-3813-1100（代表）
　　　　　振替　00130-5-196565

http://www.nakayamashoten.co.jp/

DTP・印刷・製本　株式会社　公栄社

Published by Nakayama Shoten Co., Ltd. Printed in Japan
ISBN 978-4-521-73036-3

- 本書の複製権・上映権・譲渡権・公衆送信権（送信可能化権を含む）は株式会社中山書店が保有します.
- JCOPY 〈(社) 出版者著作権管理機構 委託出版物〉
- 本書の無断複写は著作権法上での例外を除き禁じられています. 複写される場合は, そのつど事前に, (社) 出版者著作権管理機構 (電話03-3513-6969, FAX 03-3513-6979, e-mail:info@jcopy.or.jp) の許諾を得てください.

- 本書をスキャン・デジタルデータ化するなどの複製を無許諾で行う行為は, 著作権法上での限られた例外（「私的使用のための複製」など）を除き著作権法違反となります. なお, 大学・病院・企業などにおいて, 内部的に業務上使用する目的で上記の行為を行うことは, 私的使用には該当せず違法です. また私的使用のためであっても, 代行業者等の第三者に依頼して使用する本人以外の者が上記の行為を行うことは違法です.

中山書店の好評看護シリーズ

ポケットナビ

感染対策ポケットナビ
新書判／176頁／定価(本体2,000円+税)

看護研究ポケットナビ
新書判／204頁／定価(本体2,000円+税)

内視鏡技師・看護師ポケットナビ
新書判／264頁／定価(本体3,800円+税)

がん化学療法看護ポケットナビ
新書判／340頁／定価(本体2,400円+税)

透析看護ポケットナビ
新書判／248頁／定価(本体2,200円+税)

脳卒中看護ポケットナビ
新書判／264頁／定価(本体1,900円+税)

腎・泌尿器看護ポケットナビ
新書判／280頁／定価(本体2,000円+税)

小児看護ポケットナビ
新書判／264頁／定価(本体1,800円+税)

消化器看護ポケットナビ
新書判／224頁／定価(本体1,600円+税)

呼吸器看護ポケットナビ
新書判／232頁／定価(本体1,600円+税)

循環器看護ポケットナビ
新書判／224頁／定価(本体1,500円+税)

脳神経看護ポケットナビ
新書判／216頁／定価(本体1,500円+税)